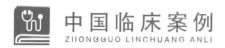

中国临床案例
ZHONGGUO LINCHUANG ANLI

临床实践与教学丛书

食管癌放射治疗
联合多学科诊疗案例精解

主 编　李建成　王　军　李　涛　刘安文

上海科学技术文献出版社
Shanghai Scientific and Technological Literature Press

图书在版编目（CIP）数据

食管癌放射治疗联合多学科诊疗案例精解 / 李建成
等主编 . -- 上海：上海科学技术文献出版社，2024
（中国临床案例）
ISBN 978-7-5439-9076-0

Ⅰ . ①食… Ⅱ . ①李… Ⅲ . ①食管癌—放射疗法—病
案—分析 Ⅳ . ① R735.105

中国国家版本馆 CIP 数据核字（2024）第 095873 号

策划编辑：张　树
责任编辑：应丽春
封面设计：李　楠

食管癌放射治疗联合多学科诊疗案例精解
SHIGUANAI FANGSHE ZHILIAO LIANHE DUOXUEKE ZHENLIAO ANLI JINGJIE
主　　编：李建成　王　军　李　涛　刘安文
出版发行：上海科学技术文献出版社
地　　址：上海市淮海中路 1329 号 4 楼
邮政编码：200031
经　　销：全国新华书店
印　　刷：河北朗祥印刷有限公司
开　　本：787mm×1092mm　1/16
印　　张：14.25
版　　次：2024 年 5 月第 1 版　2024 年 5 月第 1 次印刷
书　　号：ISBN 978-7-5439-9076-0
定　　价：189.00 元
http://www.sstlp.com

《食管癌放射治疗联合多学科诊疗案例精解》编委会

主　编

李建成　福建省肿瘤医院

王　军　河北医科大学第四医院

李　涛　四川省肿瘤医院

刘安文　南昌大学第二附属医院

副主编

陈明秋　福建省肿瘤医院

周志国　河北医科大学第四医院

李建雄　解放军总医院第五医学中心

贾洪源　四川省肿瘤医院

蔡　婧　南昌大学第二附属医院

陈辉林　安溪县医院

吴君心　福建省肿瘤医院

程文芳　福建省肿瘤医院

编　委

（按姓氏笔画排序）

王　祎　河北医科大学第四医院

左　明　南昌大学第二附属医院

白文文　河北医科大学第四医院

白寒松　四川省肿瘤医院

匡　浩　四川省肿瘤医院

吕家华　四川省肿瘤医院

苏　越　四川省肿瘤医院

李厨荣　四川省肿瘤医院
杨凤玲　福建省龙岩市第一医院
吴淑婷　安溪县医院
邹　炳　南昌大学第二附属医院
陈云萍　联勤保障部队第九一〇医院
武亚晶　河北医科大学第四医院
林云月　福建省肿瘤医院
罗晓东　南昌大学第二附属医院
郑方静　宁德师范学院附属宁德市医院
郑建清　福建医科大学附属第二医院
赵学会　南昌大学第二附属医院
柯春林　福建医科大学附属第一医院
姚奇伟　福建省肿瘤医院
倪晓雷　福建省龙岩市第一医院
程镜阳　南昌大学第二附属医院
焦文鹏　河北医科大学第四医院
谢志原　安溪县医院
甄婵军　河北医科大学第四医院

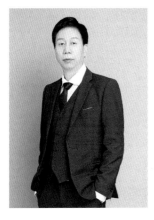

李建成，主任医师，福建医科大学教授，博士生导师，福建省肿瘤医院大放疗科副主任、胸部肿瘤亚专科主任，福建省高层次C类人才、福建省百千万人才。兼任福建省医学会放射肿瘤专业委员会主任委员，国家肿瘤质控中心肺癌质控专家委员会专家，中国肿瘤放疗联盟副主任委员，中国抗癌协会肺癌整合康复委员会常务委员，中国抗癌协会热疗专业委员会常务委员，吴阶平放疗专业委员会常务委员，中国医师协会立体定向放疗专家委员会常务委员，中医药教育促进委员会常务委员，福建省抗癌协会常务理事，福建省抗癌协会放疗专业委员会副主任委员，福建省抗癌协会食管癌专业委员会副主任委员，福建省海峡医学会临床研究委员会副主任委员，中华医学会放疗专业委员会委员，中国抗癌协会放疗专业委员会委员，中国医师协会放疗专业委员会委员，CSCO放疗专业委员会委员等。

参与多项中国肺和食管肿瘤指南及放疗营养治疗指南、放射性肺炎指南等制定，2项胸部肿瘤国际指南的制定。参与多项国内外多中心研究，本人牵头7项省内多中心研究。获得省科技进步一等奖等多次奖项。出版著作：主编9部、主译1部、副主编4部。发表国内外文章100多篇。为《中华放射肿瘤学杂志》等多本国内外杂志的审稿和特约审稿人。

目前主攻肺癌、食管癌、胸腺瘤和软组织肿瘤以放射治疗为主的综合治疗的临床和基础研究，开展胸部肿瘤联合靶向、免疫等大综合治疗、影像引导的精确放疗、适应性放射治疗、生物靶向、食管癌新辅助、立体定向体部放疗（SBRT）、放射敏感性、放射性肺炎、放射性食管炎、营养与肿瘤、4D CT定位、呼吸门控、基于钛夹定位的食管癌靶区勾画等放疗新技术的研究。

第二主编简介

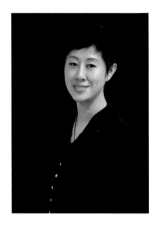

　　王军，主任医师，教授，博士生导师，河北省省管优秀专家，河北医科大学第四医院放疗科主任。兼任河北省医学会放射肿瘤学分会主任委员，中华医学会放射肿瘤治疗学会委员，中华医学会放射肿瘤治疗学分会食管癌学组组长，中国抗癌协会放射肿瘤专业委员会委员，中国抗癌协会肺癌专业委员会委员，中国医学装备协会放射治疗装备技术分会常务委员，中国抗癌协会整合肿瘤心脏病分会常务委员，中国抗癌协会肿瘤放射防护专业委员会常务委员，中国抗癌协会肿瘤支持治疗放疗专业委员会副主任委员，中国临床肿瘤学会肿瘤放射治疗专家委员会常务委员，中国研究型医院放射生物与多模态诊疗专业委员会副主任委员，国家肿瘤质控中心肺癌质控专家委员会委员，国家肿瘤质控中心食管癌质控专家委员会委员，中国医疗保健国际交流促进会鼻咽癌防治分会委员，中华医学会医疗鉴定专家库成员等。《世界华人消化杂志》《临床荟萃》杂志编委，《中华肿瘤防治杂志》编委，《中华放射肿瘤学杂志》《肿瘤防治研究杂志》审稿专家。

　　在肿瘤放射治疗领域尤其是在胸部肿瘤精准放疗基础与临床研究和放射性心脏损伤等方面获得省内和全国同行高度认可。以第一作者/通讯作者科研成果发表论文92篇，其中国家级核心期刊论文70篇，中华系列论文52篇，SCI论文22篇。执笔或者参与指南和专家共识11项。出版著作11部，任副主编6部，发明专利2项。主研课题11项，其中河北省自然科学基金1项。

　　获奖情况：2009年"食管癌精确放疗系列研究"获得河北省科技进步二等奖（第2完成人）；2018年"胸部肿瘤精准放疗及放射性心脏损伤相关研究"获得河北省科技进步二等奖（第1完成人）；2008年"食管癌精确放疗系列研究"河北省医学会一等奖（第2完成人）；2017年"胸部肿瘤精准放疗及放射性心脏损伤相关研究"河北省医学会一等奖（第1完成人）。

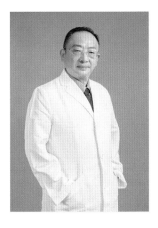

李涛，博士，主任医师，四川省肿瘤医院放疗中心主任。国务院政府特殊津贴专家、第三届国之名医·优秀风范、第二届天府万人计划·天府名医、四川省学术技术带头人、四川省有突出贡献的优秀专家、科技部及四川省科技项目评审专家、国家临床重点专科评估技术专家等。兼任四川省卫生健康首席专家，四川省放射治疗质控中心业务主任，四川省医学会放射治疗专业委员会主任委员，四川省预防医学会肿瘤营养与防治分会会长，中华医学会放射肿瘤治疗学分会常务委员及肿瘤放疗营养学组组长，吴阶平基金会放射治疗专家委员会副主任委员，中国抗癌协会肿瘤营养专业委员会副主任委员，中国抗癌协会肿瘤热疗专业委员会副主任委员，四川省西部放射治疗协会副会长、中法放射治疗协会副主席等。先后被聘任为《肿瘤预防与治疗杂志》副主编、《肿瘤代谢与营养电子杂志》副主编、*Frontier in Oncology*荣誉主编、《中华放射肿瘤学杂志》、*Journal of Nutritional Ocology*、*Advances in Radiotherapy&Nuclear Medicine*编委等。

专注于医工结合，先后项目负责人之一承担工业和信息化部应用示范项目医用直线加速器（LA）应用示范项目应用评价，科技部国家"十三五"重点研发计划项目立体定向放疗设备应用评价研究。重点研究肿瘤放疗抵抗的机制，先后承担四川省科技厅重点项目基于肿瘤免疫微环境的食管癌精准靶向治疗研究、EGFR信号通路调控PD-L1表达对食管鳞癌放射敏感性的影响及机制研究、多功能纳米金用于高能光子在肺癌靶向放疗中的辐射剂量和效应机制研究等。其科研成果食管癌放疗应用基础与诊疗新技术，2020年省科技成功进步奖二等奖；食管癌综合治疗模式构建和临床应用，2018年四川省科技进步三等奖；肿瘤放疗基础与转化研究，2019年省医学科技奖二等奖；肺癌一体化放射治疗系统构建及应用研究，2017年获省医学科技一等奖；食管鳞癌放疗关键技术及干预研究，2018年中华医学科技奖三等奖等省部级奖项8项。发表科研论文121篇，其中影响因子一区5篇、二区8篇。以主编、副主编、副主译身份出版著作5部。

　　擅长各种肿瘤的放射治疗及放化综合治疗、分子靶向治疗、放射免疫治疗及营养治疗等，在头颈部癌、食管癌、肺癌、宫颈癌等及相关肿瘤治疗疑难重症等的诊断和治疗上有独到的方法和见解，尤其是在食管癌、肺癌的精确放疗、同步放化疗、综合治疗上有深入的研究，形成了自己的专业特色和优势。

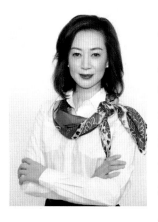

刘安文，医学博士，主任医师，教授，博士生导师，南昌大学第二附属医院肿瘤科主任、南昌大学第二临床学院肿瘤教研室主任、江西省肿瘤转化重点实验室主任、南昌大学放射性心脏损伤研究所所长、江西省肿瘤学学科带头人、江西省百千万人才工程获得者。从事肿瘤综合治疗的基础和临床研究30余年，有扎实的理论和实践经验。2013年1月至2013年9月作为访问学者赴美国安德森癌症中心交流学习，研究方向：胸部肿瘤放化疗的临床与基础研究，肿瘤放射性心脏损伤机制。回国后主要研究方向是原发性肝癌及肺癌的临床与基础研究，先后主持国家自然科学基金课题5项、省级重点科研课题5项及厅级科研课题多项，以第一作者/通讯作者在国内外期刊上发表论文70余篇。2016年入选江西省百千万人才工程获得者，江西省卫生系统学术和技术带头人第四批培养对象和江西省高等学校第七批中青年骨干教师。此外，荣获2010年医德医风标兵、2012年优秀共产党员、2014年优秀科主任、2017年优秀硕士学位论文指导老师、2019人民好医生年度人物、2020年优秀硕士研究生导师、2021年优秀博士研究生导师、2022年江西省研究型医院学会"优秀创新人物"、2022年中国研究型医院评价遴选"研究型人才"等一系列殊荣。

近年来在肿瘤领域的主要研究成果：2016年江西省百千万人才工程获得者；兼任多个国内外杂志审稿人、国家自然科学基金一审专家；科研方向上一直致力于原发性肝癌及肺癌的临床与基础研究。在原发性肝癌领域，首次筛查鉴定出MAP4K4基因在原发性肝细胞癌发生发展中发挥重要作用，并阐明了其作用机制，随后进一步探讨了Toll样受体4在乙肝病毒相关肝细胞癌中的作用及机制及乙肝病毒X蛋白与BubR1结合参与肝癌增殖调控及机制、IL-4R在肝细胞癌中的表达及其沉默对肝癌细胞生物学活性的影响及机制，相关的研究引起业内广泛关注，获得国家自然科学基金及省自然科学基金等多项基金支持，并获得2011年高等学校科技成果二等奖。在肺癌领域的研究方向主要围绕放疗、免疫治疗造成的心脏损伤以及肺癌脑和脑膜转移的机理和防治策略，主持了3项国家自然科学基金及多项省厅级重点研发项目。放射性心脏损伤的研究初探始于2013年作为访问科学家在美国MD安德森癌症中心学习期间，研究成果得到美国MD Anderson癌症中心胸部肿瘤放疗科廖仲星教授的好评，并获得2015年、2017年、2020年、2022年国家自然科学基金支持。目前放射性心脏损伤相关成果"放射性心脏损伤的临床及基础研究"正在申报江西省科技成果奖。同时，近年来在免疫检查点抑制剂相关心肌炎以及肺癌脑/脑膜转移研究领域也有一定建树。以上研究成果在多个肿瘤领域国际知名杂志及国内核心期刊上发表。

序

食管癌是中国传统高发癌症之一，近年来虽然其发病率和死亡率呈下降趋势，但依旧是威胁国人健康的重大疾病。目前，多学科综合治疗是提高食管癌治疗效果的重要策略。

放射治疗是一种精准化的局部治疗方式，同时也是食管癌治疗的重要手段之一，但由于各地区发展水平的差异，放疗同质化亟待提高。另外，放疗与手术、化疗、免疫等治疗手段的精准联合还有很长的路要走，缺乏较为成熟的范例。

由福建省肿瘤医院、河北省肿瘤医院、四川省肿瘤医院和南昌大学第二附属医院的放射治疗学者联合编写的《中国临床案例·食管癌放射治疗联合多学科诊疗案例精解》涵盖了早期、局部晚期、晚期及复发转移食管癌的典型临床案例，以食管癌诊疗指南为指引，从实际临床问题出发，图文并茂地展示了基于患者特征的个体化诊疗经过、放疗在食管癌各阶段中的应用以及多学科讨论的具体临床实践。

该书为广大临床一线肿瘤医师快速了解、掌握食管癌规范化综合治疗提供了重要参考，也为提升食管癌患者综合治疗同质化提供了范本。希望致力于食管癌治疗的同仁能够融会贯通，发挥好多学科规范治疗的作用，造福广大食管癌患者。

李宝生

序言专家简介

李宝生，博士，研究员，二级教授，国务院特殊津贴专家，泰山学者特聘专家。山东第一医科大学临床与基础医学院副院长、肿瘤学系主任，全国重点实验室副主任，山东省医学影像与放疗工程技术研究中心主任。兼任中华医学会放射肿瘤治疗学分会候任主任委员，中国医师协会放射肿瘤治疗医师分会荣誉会长，中国医师协会毕业后医学教育放射肿瘤科专业委员会主任委员，中国抗癌协会肿瘤放疗分会副主任委员。长期从事肿瘤放疗临床、科研和教学工作，获国家科技进步二等奖3项（第1完成人1项、第2/3完成人各1项）、以第一完成人获山东省科技进步一等奖2项。

序 二

我国食管癌在世界上的发病率和死亡率均是较高国家之一，目前登记地区的发病率排在恶性肿瘤的第6位，死亡率排在第4位，由此可见，食管癌是治疗效果较差的恶性肿瘤之一。近年来其发病率呈逐渐上升趋势，但其死亡率呈下降趋势，大量的研究数据和长期临床实践证实，多学科综合治疗是食管癌治疗的最佳模式。

目前治疗食管癌的治疗手段包括手术、放射治疗（简称"放疗"）、化疗、靶向治疗及免疫疗等。其中放疗参与80%的食管癌患者的治疗过程，其适应证包括早期食管癌不能手术的患者，术前辅助放疗、术后辅助放疗、姑息减症放疗及复发食管癌。而我国的放疗事业已全面进入精准放疗时代，与快速发展的放疗设备相适应，与化疗及免疫治疗相结合，提高了食管癌的疾病控制率及长期生存率。本书从临床实际需要出发，根据临床典型病例，基于现代影像技术及国内外指南的靶区勾画原则，突出应用精准放疗技术，进行精准靶区勾画，兼具理论性、指导性及实用性。

希望本书能给放射治疗专业医生一些指导和帮助，若有不足之处也请读者们给予批评和建议，以便今后加以改进。

序言专家简介

刘景丰，博士，主任医师，教授，博士生导师，专技二级，A类人才、百千万人才工程国家级人选，国务院政府特殊津贴国家突出贡献中青年专家，福建省肿瘤医院党委书记。

陈传本，二级主任医师，教授，博士生导师，福建省肿瘤医院院长，享受国务院特殊津贴专家，福建省卫生系统突出贡献中青年专家。

食管癌，一种严重威胁人类健康的恶性肿瘤，其发病率和死亡率在世界范围内居高不下。在中国更是属于高发的肿瘤，严重威胁人民的健康。在过去的几十年里，放疗以及多学科联合治疗已经成为食管癌治疗的重要手段。然而，放疗的效果以及如何将其与多学科诊疗策略相结合以优化治疗效果，一直是医学界关注的焦点。

本书《中国临床案例·食管癌放射治疗联合多学科诊疗案例精解》旨在围绕这一主题，集中展现来自全国食管癌做的较好地四省放疗专家来探讨结合多学科联合治疗的真实案例。本书不仅将深入探讨食管癌放疗的各种情况，还将提供宝贵的经验教训和策略建议，以帮助临床医生更好地理解和应用这些治疗方法。

本书的特点在于其独特的视角和丰富的实践经验。我们邀请了数十位在国内具有广泛认可的食管癌放疗专家，他们分别从各自的角度，通过20个详尽的病例，深入剖析了食管癌放疗过程中可能遇到的各种问题以及解决方案。这些病例的多样性，真实反映了食管癌放疗的现状和挑战，同时也提供了医生们宝贵的实践经验和学术见解。

此外，本书还强调了多学科联合治疗的重要性。食管癌的治疗不仅涉及放疗，还包括手术、化疗、免疫治疗等多种手段。通过多学科联合治疗，我们可以更全面、更有效地应对食管癌的各种情况，提高患者的生活质量，延长其生存期。我们希望这本书能够为临床医生提供有益的参考，帮助他们更好地理解和应用放疗以及多学科联合治疗食管癌。同时，本书也希望引发更多的讨论和研究，以推动食管癌治疗水平的不断提高。

本书的出版，得到了许多朋友和同事的大力支持和帮助。我们要感谢所有参与编写的专家学者，他们的辛勤工作和无私奉献使这本书成为可能。我们也要感谢本书的编辑和出版团队，他们的专业精神和努力使这本书得以面世。同时，衷心感谢中华医学会放射肿瘤治疗学分会候任主任委员李宝生教授，以及福建省肿瘤医院党委书记刘景丰教授、福建省肿瘤医院院长陈传本教授为本书作序。

尽管本书已经尽力呈现了食管癌放疗和多学科联合治疗的诸多方面，但受限于篇幅和时间，我们无法涵盖所有的相关主题。因此，我们希望这本书能够起到抛砖引玉的作用，激发更多的讨论和研究，以推动食管癌治疗的进步。在阅读本书的过程中，我们建议读者不仅要关注具体的治疗方法和策略，还要关注其中体现的医学伦理、患者关怀、团队协作等方面的精神和实践。这些是我们在面对复杂疾病如食管癌时，必须重视的方面。

最后，我们希望这本书能对广大的医学工作者、研究者以及食管癌患者提供有价值的参考和帮助。让我们共同努力，提高食管癌的治疗水平，为患者带来更好的生活质量和更长的生存期。

编　者

2023年9月

目 录

病例1　早期食管癌ESD术后放疗

一、病史摘要

患者男性，66岁，主诉：食管鳞癌ESD术后近1个月。

现病史：患者1个月前无明显诱因出现进食哽噎感。2021-06-28于泉州某医院消化内科门诊行电子胃镜检查提示：①食管黏膜粗糙：早期癌可能性大；②食管上段孤立静脉瘤？③慢性胃炎；④胃多发性息肉。予行病理活检，术后病理示：（胃体）胃底腺息肉。（食管）送检炎性肉芽组织，伴少量鳞状上皮重度异型增生，不能除外鳞状细胞癌。考虑"食管癌"不能排除，建议患者住院进一步治疗，患者于2021-07-05入院。于2021-07-16行"经内镜食管早癌黏膜下剥离术（ESTD）"。术后病理示：（食管ESD标本）：①主要病变：鳞状上皮高级别上皮内瘤变，局灶癌变为中高分化鳞状细胞癌。高级别上皮内瘤变位于OA-1bc、2ab、3abc、4ab、5abc、6abc、7ab、8abc、9bc、10abc、11abc、12abc、13bc；癌位于OA-1b、2b、3ab、4b、5ab、7b、9b、10bc、11b、12bc、13bc，癌单灶最大长径8mm，癌穿透黏膜肌层至黏膜下层约1mm，最深处位OA-1b（黏膜下癌，至少SM2期），镜下未见明确淋巴管及血管侵犯；②切缘侵犯：OA-4bU及5aU见癌组织紧邻，其余各切缘无高级别上皮内瘤变或癌侵犯；③背景病变：中度慢性活动性炎症，伴淋巴组织增生〔注：简写：O口侧，A肛侧，L左侧，R右侧，U底侧；LR从左至右横切组织块；横切组织块又分为a左段、b中段、c右段；N指肿瘤紧邻切缘（<1个高倍视野内），但未达到切缘〕。后出院回家。患者现一般情况可，诉胸骨后烧灼样痛。今为进一步诊治就诊我科。

既往史：糖尿病史10余年，长期口服二甲双胍治疗。高血压已6年。

二、体格检查

T：36.5℃，P：90次/分，R：20次/分，BP：135/75mmHg，H：175cm，W：75kg，KPS：90分，NRS：0分。营养中等，神志清醒。双侧颈部、锁骨上区等全身浅表淋巴结未触及肿大。胸廓无畸形，胸骨无压痛，双肺呼吸音清，未闻及啰音。腹部未触及肿块，肝、脾肋下未触及。

三、辅助检查

1. 血常规、肿瘤标志物、肺功能、心电图均正常。

2. 电子胃镜（2021-06-29）　食管：上段近入口见一约0.5cm蓝色隆起，表面光滑，距门齿25～33cm见环周黏膜粗糙，多量白苔附着，局部稍结节状隆起，BLI见IPCL增粗密集。镜下诊断：①食管黏膜粗糙：早期癌可能性大；②食管上段孤立静脉瘤？③慢性胃炎；④胃多发性息肉（病例1图1）。

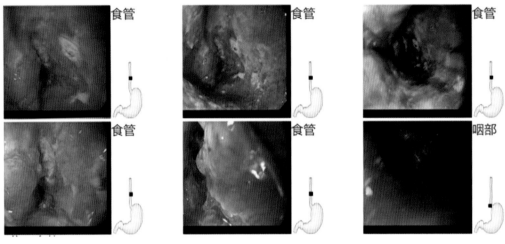

病例1图1　首次胃镜检查所见

3. 超声胃镜检查（2021-07-06）　食管：上段近入口见一约0.5cm蓝色隆起，表面光滑，距门齿25～33cm见环周黏膜粗糙，多量白苔附着，局部稍结节状隆起，触碰易出血，EUS示：病变处黏膜层增厚，呈低回声改变，部分区域第一、二层融合，分界欠清，局部与黏膜下层关系紧密。镜下诊断：①食管早期癌（$T_{1a}Nx$？）；②食管上段孤立静脉瘤？（病例1图2）。

4. 术后病理（2021-07-21）　（食管ESD标本）①主要病变：鳞状上皮高级别上皮内瘤变，局灶癌变为中高分化鳞状细胞癌。高级别上皮内瘤变位于OA-1bc、2ab、3abc、4ab、5abc、6abc、7ab、8abc、9bc、10abc、11abc、12abc、13bc；癌位于OA-1b、2b、3ab、4b、5ab、7b、9b、10bc、11b、12bc、13bc，癌单灶最大长径8mm，癌穿透黏膜肌层至黏膜下层约1mm，最深处位OA-1b（黏膜下癌，至少SM2期），镜下未见明确淋巴管及血管侵犯；②切缘侵犯：OA-4bU及5aU见癌组织紧邻，其余各切缘无高级别上皮内瘤变或癌侵犯；③背景病变：中度慢性活动性炎症，伴淋巴组织增生（病例1图3）。

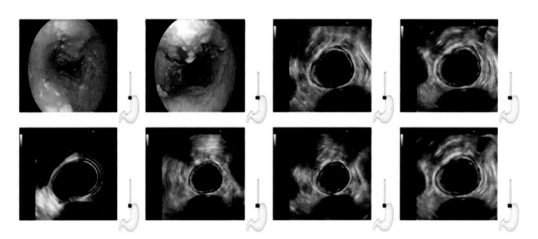

病例1图2 超声胃镜检查图像

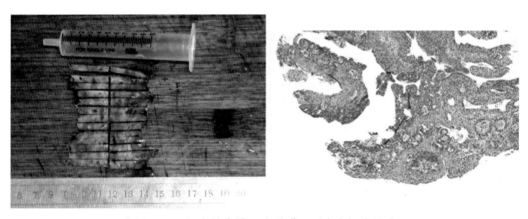

病例1图3 经内镜食管早癌黏膜下剥离术标本及病理

5. 颈胸部增强CT（2021-08-24） 右肺上叶多发结节样密度增高灶，部分为钙化结节，部分纵隔窗可见，增强扫描呈轻中度均匀强化。右肺上叶散在线样密度增高灶。双肺门、纵隔未见异常增大淋巴结密度区，未见异常强化灶。食管壁较前增厚，径约0.89cm，增强扫描中度强化。影像学诊断：①右肺上叶陈旧性病灶；②食管壁较前增厚，请结合临床（病例1图4）。

6. 食管造影检查（2021-08-26） 食管ESD术后，食管相当于$T_4 \sim T_8$水平局部见狭窄段，食管扩缩能力受限，食管壁黏膜显示不清，管壁欠光整，未见明显造影剂溢出，贲门通过正常（病例1图5）。

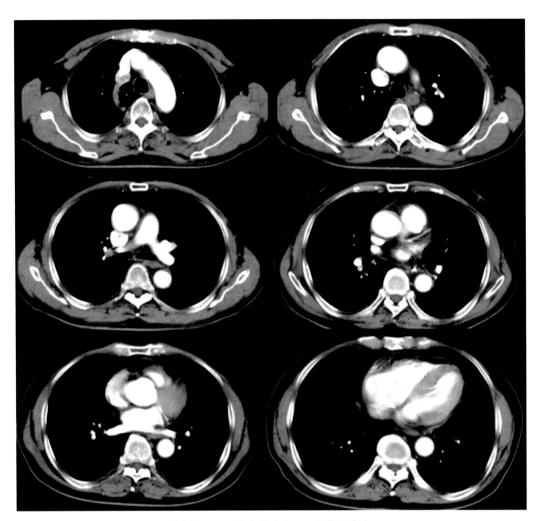

病例1图4　放疗前胸部CT（纵隔窗）

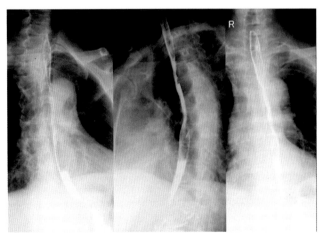

病例1图5　放疗前食管造影

四、诊断及治疗原则

诊断：胸中段食管鳞癌ESD术后（pT$_{1b}$N$_0$M$_0$ Ⅰb期）。患者系食管鳞癌ESD术后，肿瘤穿透黏膜肌层至黏膜下层1mm（＞200μm），且OA-4bU及5aU见癌组织紧邻，考虑肿瘤累及黏膜下层＞200μm，参照《中国食管癌早诊早治专家共识》《中国食管癌放射治疗指南（2022年版）》《食管癌诊疗指南（2022年版）》，有ESD术后补充放化疗指征，治疗方案为术后同步放化疗。

五、放射治疗

1. 放疗固定模制作　患者完善放疗前准备后，于2021-08-23行CT模拟定位。考虑患者系早期食管鳞癌术后，CT影像中食管管壁增厚不明显，CT显示不清，遂在CT模拟定位前，在电子胃镜下行"经胃镜食管病变钛夹定位"。术中见：距门齿24～33cm见ESD术后创面，可见黏膜向病灶内爬行生长，中央见肉芽增生及白苔覆着，管腔稍狭窄，内镜通过有阻力，予创面口侧（距门齿24cm）、肛侧（距门齿33cm）分别各置入1枚钛夹（病例1图6）。

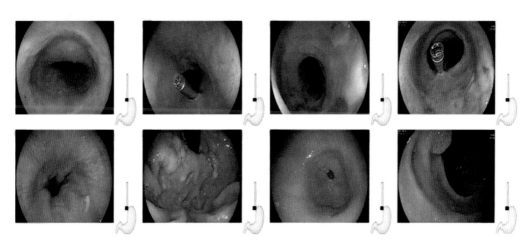

病例1图6　经胃镜食管病变钛夹定位

采用热塑体膜的颈胸膜固定。仰卧位，双手置于身体两侧。

2. CT模拟定位　CT定位标记点放置：头脚方向一般靠近肿瘤区几何中心处，尽量靠近肿瘤靶区；体中线与矢状位激光线重合，水平方向一般以腋中线为准，并利用横断面激光线使3个标记点位于同一层面（即"0"层面）。CT扫描范围及参数：扫描层厚：3mm，层距3mm；扫描范围：C1-肋膈角下缘，通常包含食管全段和颈胸淋巴结转移区域。在CT定位时为了减少食物潴留的影响，建议CT模拟定位前禁食2小时。

3. 放疗靶区　GTV：为电子胃镜下标记上下两端的钛夹内的食管病灶及食管壁；CTV：GTV上下扩3cm，GTV周围扩0.5cm且不超过血管等解剖屏障。PTV：在CTV三维方向外放0.6cm。

4. 放疗剂量　放疗处方剂量：95% PGTV 60Gy/2.0Gy，95% PCTV 50Gy/2.0Gy，每日1次，每周5次，总计30次。

正常组织限量：①双肺：平均剂量$\leq 14 \sim 16$Gy，V5$\leq$63%，V20$\leq$28%，V30$\leq$20%；②心脏：V30$\leq$40%，V40$\leq$30%；③脊髓：Dmax$\leq$45Gy；④胃：V40$\leq$40%，Dmax$\leq 55 \sim 60$Gy；⑤小肠：V40$\leq$40%，Dmax$\leq$55Gy；⑥双肾：V20$\leq$30%；⑦肝：V30$\leq$30%。

5. 放疗技术　采用IGRT（病例1图7）。

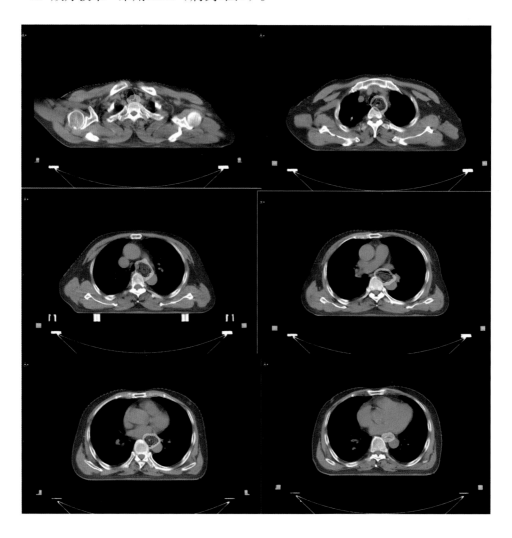

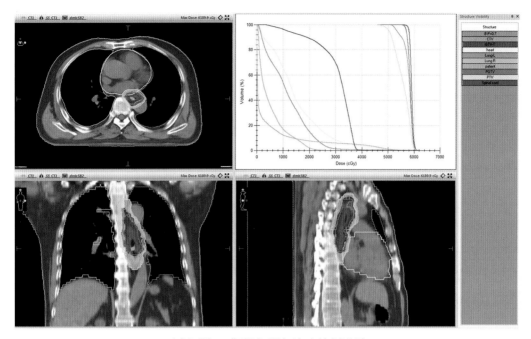

病例1图7　靶区勾画与治疗计划设计

六、治疗经过

患者于2021-08-23开始在医科达Synergy直线加速器实施精确放疗，每日1次。2021-09-06放疗10次后复查钡餐：食管ESD术后，约T_8椎体水平见一枚金属致密影，食管相当于$T_4 \sim T_8$水平局部见狭窄段，食管扩缩能力受限，食管壁黏膜显示不清，管壁欠光整，未见明显造影剂溢出，贲门通过正常。影像学诊断：食管ESD术后改变，请结合临床（病例1图8）。放疗至15次时出现咽喉干痒、吞咽疼痛，伴进食哽噎感，考虑放射性食管炎，予康复新液10ml口服3次/日对症处理。2021-09-23 20次放疗完成后复查上消化道钡餐：食管ESD术后，约T_8椎体水平见一枚金属致密影，食管相当于$T_4 \sim T_8$水平局部见狭窄段，食管扩缩能力受限，食管壁黏膜显示不清，管壁欠光整，未见明显造影剂溢出，贲门通过正常。影像学诊断：食管ESD术后改变，较2021-09-06旧片大致相仿。放疗至23次时，患者出现进食困难、疼痛，予"地塞米松10mg静脉滴注1次/日"抗感染治疗，辅以"蒙脱石散3.0 3次/日，冲服，雷贝拉唑10mg静脉滴注1次/日"等治疗。经治疗后，吞咽困难缓解。放疗期间骨髓抑制Ⅰ度，表现为白细胞下降（Ⅰ度，RTOG标准），予"特尔津300μg皮下注射1次/日×3天"对症处理后好转。2021-10-15完成最后1次放射治疗。

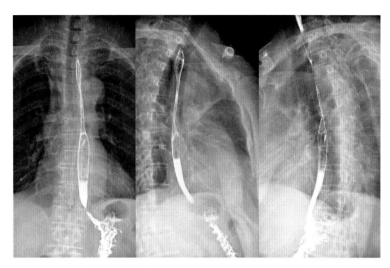

病例1图8 放疗实施10次食管造影检查

化疗情况：患者体表面积$1.875m^2$，同步每周给予紫杉醇100mg静脉滴注＋顺铂40mg静脉滴注化疗，化疗期间无3级以上的毒性反应。

治疗评价：2021-11-16患者放化疗结束4周后返院随访，主诉仍有进食哽噎感。复查肿瘤标志物：Cyfra21-1、NSE、鳞状细胞癌相关抗原均正常。复查食管造影：食管相当于$T_4 \sim T_8$椎体水平见长约9cm的狭窄段，最窄处径约2.2mm，病灶段食管扩缩能力受限，黏膜结构破坏中断，病灶近端食管扩张，贲门钡剂通过正常。影像学诊断：食管中上段癌，与2021-09-23片比较，较前进展（病例1图9）。

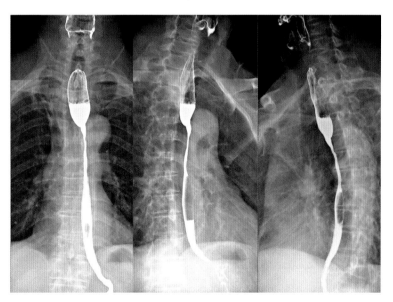

病例1图9 放疗结束1个月食管造影检查

2021-11-19复查颈胸腹部增强CT：对比2021-08-24旧片：右肺上叶多发结节样密度增高灶，部分为钙化结节，较前相仿。双肺门、纵隔未见异常增大淋巴结密度区，未见异常强化灶。食管壁较前好转，壁厚约0.31cm，增强扫描中度强化。影像学诊断：①右肺上叶陈旧性病灶，较前相仿；②食管壁较前好转，请结合临床；结合CT影像检查（病例1图10）。考虑患者进食困难系瘢痕狭窄所致可能性较大，肿瘤疗效评价CR。

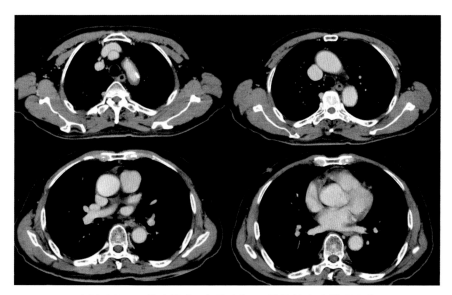

病例1图10　放疗结束1个月胸部CT影像检查（纵隔窗）

考虑到吞咽困难明显且与放疗后瘢痕狭窄有关，2021-11-23经内镜食管狭窄扩张术＋钛镍合金食管支架置入术（病例1图11）。

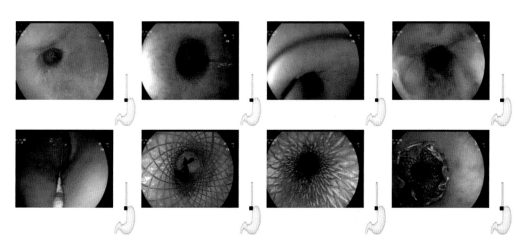

病例1图11　经内镜食管狭窄扩张术＋钛镍合金食管支架置入术

2022-02-07患者因吞咽疼痛求诊我院消化内科。2022-02-09颈胸腹部增强CT：对比2021-11-19旧片：右肺上叶多发结节样密度增高灶，部分为钙化结节，较前相仿。双肺门、纵隔未见异常增大淋巴结密度区。食管管腔内见支架留置，支架近端及远端管壁较前明显不均匀增厚。影像学诊断：①双侧颈部未见明显异常；②右肺上叶陈旧性病灶，较前相仿；③食管壁较前增厚并支架留置，请结合临床（病例1图12）。

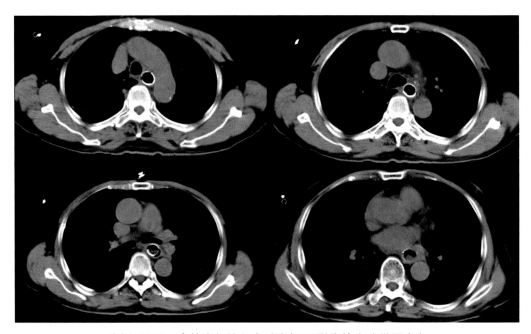

病例1图12　食管支架植入术后胸部CT影像检查（纵隔窗）

2022-02-07复查超细胃镜：距门齿约25cm见一约0.2cm瘘口，予取出钛镍合金食管支架。镜下诊断：①经内镜钛镍合金食管支架取出术；②鼻饲管置管术；③食管癌综合治疗后食管瘘口形成。术后转消化内科抗炎、静脉营养对症支持等治疗后康复出院。

2022-04-08复查，予口服少量碘帕醇后行胸部CT扫描：食管壁较前好转，厚约0.32cm，增强扫描中度强化。扫描未见食管管壁外溢造影剂。考虑食管瘘口愈合，予拔除鼻饲管（病例1图13）。

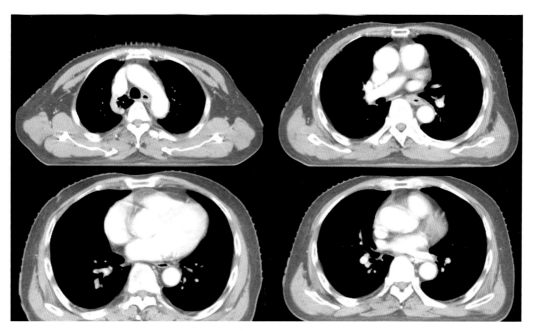

病例1图13　胸部CT影像检查（纵隔窗）

2022-12-08复诊。2022-12-15 PET-CT：下段食管局部FDG轻度摄取增高，SUVmax：3.9，管壁未见增厚；余食管壁未见明显增厚及异常FDG摄取。右肺上叶尖段、后段见不规则斑片，局部伴结节样钙化影，未见FDG异常摄取；另右肺及左肺下叶多发不等大小结节影，部分轻度FDG摄取增高，SUVmx：2.8；双侧肺门散在稍高密度、略大淋巴结，大者截面约1.4cm×0.9cm，FDG摄取增高，SUVmax：11.6；余纵隔内散在小淋巴结，部分轻度FDG摄取增高，SUVmax：3.2。影像提示：①下段食管局部轻度代谢增高，管壁未见增厚，考虑炎性摄取或治疗后改变；余食管未见增厚及异常代谢；②另右肺及左肺下叶多发不等大小结节影，部分轻度代谢增高；右肺上叶水平胸膜旁钙化灶；以上考虑陈旧性炎性病变，结核？③双侧肺门稍高密度、略大淋巴结，代谢增高，考虑陈旧性炎性淋巴结；余纵隔内散在小淋巴结，部分轻度代谢增高，考虑反应性增生淋巴结（病例1图14）。

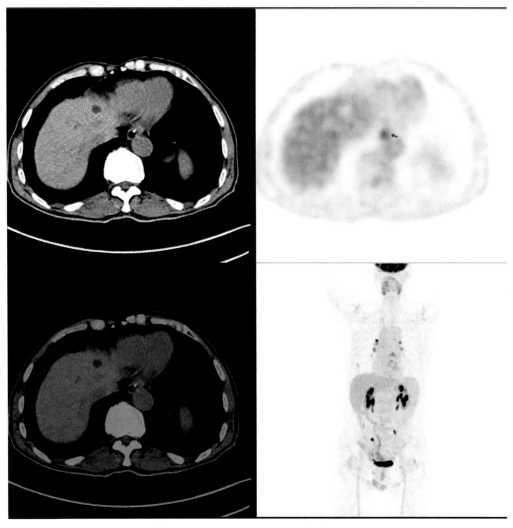

病例1图14　PET-CT影像检查

七、随访与转归

患者定期复查。2023-02-12末次复查血液学及CT、食管造影及胃镜检查，均无复发及转移征象，病情稳定。

八、治疗体会与知识要点

目前比较公认的早期食管癌定义是指病灶局限于黏膜层（黏膜固有层、黏膜肌层）和黏膜下层，不伴有淋巴结转移的食管癌。近年来，随着色素内镜、放大内镜、超声内镜、激光共聚焦内镜等先进的技术和设备不断开发应用，早期食管癌的发现率不断提高，临床0/Ⅰ期食管癌的发病率从23.1%上升到30.8%[1]。

根据食管癌第八版TNM分期，癌症侵犯黏膜固有层、黏膜肌层或黏膜下层被划分为T_1期，进一步细分为T_{1a}[癌症侵犯黏膜固有层（LPM）或黏膜肌层（MM）]和T_{1b}[癌侵犯黏膜下层（SM）]。根据《食管癌诊疗指南（2022年版）》推荐，如切除组织为内镜下切除标本，应测量黏膜下层浸润深度，建议区分SM1（黏膜下层侵犯深度≤200μm），SM2（黏膜下层侵犯深度>200μm）；如为外科根治术标本，建议区分SM1（黏膜下层上1/3）、SM2（黏膜下层中1/3）、SM3（黏膜下层下1/3）[2]。肿瘤侵犯深度不同，发生淋巴结转移发生风险具有显著差异。食管鳞癌pMM淋巴结转移率分别为2.24%，pSM1为8.3%~11.7%，pSM2为18.5%~30.0%，伴发脉管阳性则淋巴结转移率显著提升[3]。根据日本消化内镜协会的指南，食管鳞癌内镜切除的指征是局限于上皮或固有层T_{1a}癌，部分肿瘤到达黏膜肌层或略靠近黏膜下层（达200μm）的病变也可切除，但LNM的发生率约为15%[3]。因此，在ESD前应行超声内镜检查[3]。食管腺癌的ESD指征是固有层或黏膜浅层T_{1a}癌，而食管腺癌T_{1a}癌延伸到黏膜深肌层是相对适应证[3]。我国CSCO食管癌诊疗指南推荐，T_{is}和T_{1a}食管癌是ESD的适应证，而内镜治疗前需结合病变范围（环周程度）、长度、肿瘤分化程度、有无脉管侵犯、有无可疑淋巴结等综合评估；或在有经验的治疗中心行食管切除术[4]。

pMM和pSM1病例ESD术后病理检查如果未发现高危因素，可以选择随访观察，若伴有以下因素则需根据病理改变进行额外治疗：内镜检查结果巴黎分型为隆起型病变（0~Ⅰ型）、凹陷型（0~Ⅲ型），病灶范围在50mm及以上、低分化ESCC成分等[5]。

ESD术后放疗的指征尚未形成共识。国内的CSCO指南[4]、《中国食管癌放射治疗指南（2022年版）》[6]及《食管癌诊疗指南（2022年版）》[2]推荐术后追加治疗（外科手术或放化疗）的指征：①垂直切缘阳性；②淋巴管及血管浸润阳性；③黏膜下浸润深度>200μm（pSM2）；④SM1低分化癌或未分化癌。医生应结合患者一般情况和意愿综合考虑。

早期食管癌ESD术后放化疗与外科手术疗效相当，与根治性放化疗相比，局部复发率更低[7,8]。与单纯ESD手术或单纯放疗相比，ESD术后放疗可杀灭手术残留的肿瘤细胞，消灭微小转移灶及主癌灶外遗留的癌灶，预防和降低局部复发和远处转移，提高术后局部区域控制率，并且有提高远期生存趋势[9]。

ESD术后放疗靶区勾画参照食管癌根治性放疗靶区勾画标准[2,4,6]。通常，ESD术后口侧端、肛侧端、基底段切缘不足时，按瘤床勾画GTV，并给予60Gy放疗剂量，如本例所示。pSM2但切缘阴性者是否需要瘤床推量存在争议，医生应患者一般情况综合考虑[10]。CTV包括食管原发病灶上下3cm及周围5mm区域，且不超过血管等解剖屏障，通常不做淋巴引流区预防照射。pSM2癌合并脉管（LVSI）阳性时，发生淋巴结转移率为41.7%，推荐给予预防性淋巴引流区放疗。若需要给予淋巴引流区预防照射时，CT勾画可在GTV的左右前后方向均放0.8~1.0cm（平面），外放后将解剖屏障包括在内时需进行调整。在GTV上下方向均放3~5cm，在有GTVnd的CT层面的上下各外放1.5~2.0cm。对于cT_{1a}期食管癌患者，如不能耐受或拒绝行内镜和（或）根治性手术治疗，或有相关治疗禁忌证，可行根治性同期放化疗，放疗剂量为50~60Gy；不能耐受化疗者，可行根治性放疗，单纯放疗剂量为60~66Gy[11]。根治性同步放化疗中放疗剂量可酌情降至50~54Gy，目前国内单位多数采用60Gy[2]。对于肿瘤位置较高或无法行根治手术的cT_{1b}期患者，推荐同期放化疗。

食管狭窄是ESD术后最重要的并发症。据文献报道，放疗不会加重食管狭窄，反而有可能减轻术后狭窄的发生[12]。一项回顾性研究显示，ESD联合术后辅助放疗所致2级和3级食管狭窄发生率分别为34%（17/50例）和6%（3/50例）。随着时间的推移，2级或3级食管狭窄的发生率逐渐降低［放疗前、放疗后6个月、1年和2年分别为32%（16/50例）、26%（13/50例）、20%（10/50例）和12%（6/50例）］，但只有1例患者放疗后1年左右需要内镜球囊扩张（endoscopic balloon dilation，EBD）[13]。食管狭窄是由瘢痕形成所致，成纤维细胞是参与瘢痕组织形成病理过程的主要细胞群之一，瘢痕的形成可能与成纤维细胞功能障碍有关，成纤维细胞增殖和凋亡之间平衡受损，导致成纤维细胞异常增殖，成纤维细胞活性增加导致细胞外基质分泌过多，这可能是瘢痕形成的重要因素。ESD术后黏膜缺损范围≥3/4食管环周的患者，发生食管狭窄风险明显提高。如何预防或减轻此类患者发现食管狭窄是改善患者生活质量的重要措施[13]。有研究发现，糖皮质激素可以降低食管ESD术后狭窄发生率，但最佳疗程尚不清楚[14]。

Ⅰ期食管癌的生存率（无论放射治疗或手术）可高达90%。ESD术前应常规接受超声内镜检查。EUS可发现SM2期及浸润更深的患者，或术前检查高度怀疑有淋巴结转移的患者，或不适于内镜下切除的浅表食管癌患者，经术前评估认为可根治性切除且可耐受手术切除，均推荐行手术切除。部分接受ESD治疗的患者，术后发现如MM、pSM1患者合并高危因素需追加治疗者，出现顽固性狭窄和复发、患者拒绝再次行镜下治疗者，均可手术切除[15]。cT_{1a}期患者内镜切除后残留或T_{1b}期患者无论是否内镜下切除，均需行追加治疗，可以考虑将放化疗作为保留器官的一种治疗选择[16]。

随访原则：单纯内镜切除后3、6、12个月各复查一次内镜，若无残留复发，此后每年复查一次。复查时需检测肿瘤标志物和行相关影像学检查。ESD术＋放化疗随访通常参照根治性放（化）疗食管癌患者：放（化）疗结束后1～2年每3个月复查一次，2～5年每6个月复查一次，5年后每年复查一次。复查的内容包括问诊、体格检查及相关辅助检查，但目前尚无最佳随访策略的高级别循证医学证据[2, 6]。

（病例提供者：郑建清 福建医科大学附属第二医院

陈云萍 联勤保障部队第九一〇医院）

参考文献

[1]中华医学会肿瘤学分会早诊早治学组.中国食管癌早诊早治专家共识[J].中华肿瘤杂志，2022，44（10）：1066–1075.

[2]中华人民共和国国家卫生健康委员会医政医管局.食管癌诊疗指南（2022年版）[J].中华消化外科杂志，2022，21（10）：1247–1268.

[3]Ishihara R，Arima M，Iizuka T，et al.Endoscopic submucosal dissection/endoscopic mucosal resection guidelines for esophageal cancer[J].Dig Endosc，2020，32（4）：452–493.

[4]中国临床肿瘤学会（CSCO）.食管癌诊疗指南[M].北京：人民卫生出版社，2022.

[5]中华医学会消化内镜学分会，中国抗癌协会肿瘤内镜专业委员会.中国早期食管癌筛查及内镜诊治专家共识意见（2014年，北京）[J].中华消化内镜杂志，2015，20（4）：205–224.

[6]中国医师协会放射肿瘤治疗医师分会，中华医学会放射肿瘤治疗学分会，中国抗癌协会肿瘤放射治疗专业委员会.中国食管癌放射治疗指南（2022年版）[J].国际肿瘤学杂志，2022，49（11）：641–657.

[7]Suzuki G，Yamazaki H，Aibe N，et al.Endoscopic submucosal dissection followed by chemoradiotherapy for superficial esophageal cancer：choice of new approach[J].Radiat Oncol，2018，13（1）：246.

[8]Lyu B，Yin Y，Zhao Y，et al.Long–Term Clinical Outcomes and Safety Analysis of Superficial Esophageal Cancer Patients Treated with Definitive or Adjuvant Radiotherapy[J].

Cancers（Basel），2022，14（14）：1-11.

[9]Hisano O，Nonoshita T，Hirata H，et al.Additional radiotherapy following endoscopic submucosal dissection for T1a-MM/T1b-SM esophageal squamous cell carcinoma improves locoregional control[J].Radiat Oncol，2018，13（1）：14.

[10]Nishibuchi I，Murakami Y，Adachi Y，et al.Effectiveness of salvage radiotherapy for superficial esophageal Cancer after non-curative endoscopic resection[J].Radiat Oncol，2020，15（1）：133.

[11]Koide Y，Kodaira T，Tachibana H，et al.Clinical outcome of definitive radiation therapy for superficial esophageal cancer[J].Jpn J Clin Oncol，2017，47（5）：393-400.

[12]Tsou YK，Lee CH，Le PH，et al.Adjuvant therapy for pT1a-m3/pT1b esophageal squamous cell carcinoma after endoscopic resection：Esophagectomy or chemoradiotherapy？A critical review[J].Crit Rev Oncol Hematol，2020，147：102883.

[13]Nishibuchi I，Murakami Y，Kubo K，et al.Temporal changes and risk factors for esophageal stenosis after salvage radiotherapy in superficial esophageal cancer following non-curative endoscopic submucosal dissection[J].Radiother Oncol，2022，166：65-70.

[14]邱钰，冯亚东，杨超虎，等.糖皮质激素预防食管内镜黏膜下剥离术后狭窄的临床观察[J].中华消化内镜杂志，2021，38（2）：143-148.

[15]Minashi K，Nihei K，Mizusawa J，et al.Efficacy of Endoscopic Resection and Selective Chemoradiotherapy for Stage I Esophageal Squamous Cell Carcinoma[J].Gastroenterology，2019，157（2）：382-390.e383.

[16]Kawamoto T，Shikama N，Mine S，et al.Comparison of Recurrence Patterns and Salvage Treatments After Definitive Radiotherapy for cT1a and $cT_{1b}N_0M_0$ Esophageal Cancer[J].Front Oncol，2022，12：857881.

病例2　早期食管癌放疗

一、病史摘要

患者男性，55岁，主诉：吞咽不适感1个月。

现病史： 患者缘于1个月前无明显诱因出现吞咽不适感，以进食干饭为著，无明显吞咽疼痛、胸背部疼痛、声音嘶哑，无恶心、呕吐，无腹痛、腹泻等不适，就诊当地医院查电子胃镜示：食管黏膜病变，食管癌可能。未经特殊治疗，转诊我院。

既往史： 身体健康。

二、体格检查

T：36.5℃，P：81次/分，R：19次/分，BP：108/76mmHg，ECOG：1分。神志清楚，营养良好。全身浅表淋巴结未触及肿大。双肺呼吸音清晰，未闻及干湿性啰音。心律齐，各瓣膜听诊区未闻及杂音。腹平软，全腹无压痛、反跳痛，肝脾肋下未触及。头部、心脏、腹部、四肢及神经系统未见阳性体征。

三、辅助检查

1. 三大常规、血生化、凝血功能、甲状腺功能、心肌酶谱、肿瘤标志物、心电图、心脏彩超、肺功能均正常。

2. 电子胃镜（2022-09-02）　食管：距门齿23～28cm见一片状黏膜粗糙发红，范围约5cm×3cm，质脆，予活检。贲门：黏膜光滑，未见溃疡及新生物。胃底：未见溃疡及新生物。胃体：黏膜光滑，未见溃疡及新生物。胃角：弧度存在，黏膜光滑柔软，蠕动可。胃窦：黏膜红白相间，以白为主，未见溃疡及新生物，蠕动尚可。幽门：呈圆形，开闭尚可，未见溃疡及新生物。十二指肠：球部未见溃疡及新生物。检查结论：慢性萎缩性胃炎，食管黏膜病变：考虑食管癌可能（病例2图1）。

3. 电子胃镜病理诊断　（食管23～28cm）浅表鳞癌（病例2图2）。

4. 超声内镜　内镜所见：距门齿23～28m见一片状黏膜粗糙发红，范围约5cm×3cm，质脆，NBI＋ME示病变呈茶褐色，IPCL呈B2型。超声所见：病灶为低回声，侵犯黏膜下层。检查结论：食管黏膜病变：考虑食管癌T_{1b}（病例2图3）。

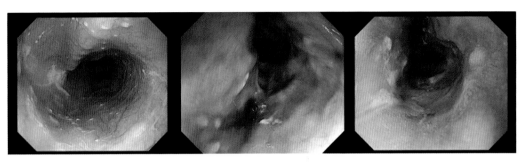

病例2图1　首次胃镜检查所见

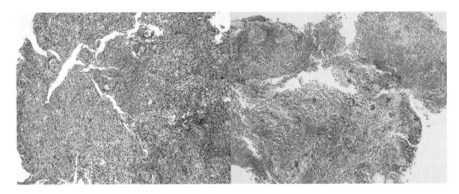

病例2图2　电子胃镜病理

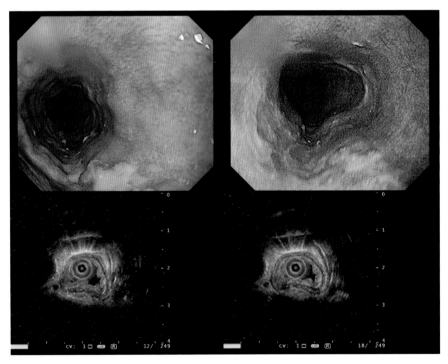

病例2图3　超声胃镜检查

5．颈、胸、腹部增强CT（2022-09-03）　诊断：①胸中段食管壁略增厚；②纵隔内见一肿大淋巴结，考虑转移；③脊柱退行性改变（病例2图4）。

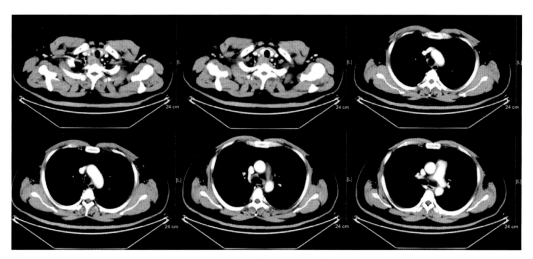

病例2图4　放疗前胸部CT（纵隔窗）

6．食管造影检查（2022-09-03）　食管各段管腔未见明显狭窄（病例2图5）。

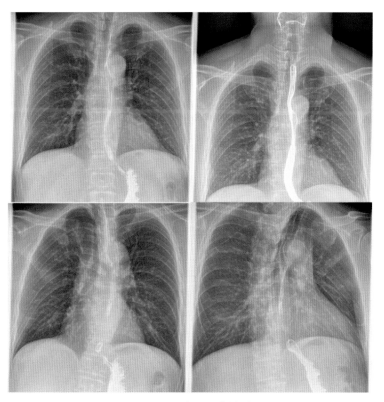

病例2图5　放疗前食管造影

四、诊断及治疗原则

诊断：胸中段食管鳞癌伴纵隔淋巴结转移（$cT_{1b}N_1M_0$ Ⅰ期AJCC第八版）。

患者系早期可切除食管鳞癌，肿瘤侵及黏膜下层，纵隔见转移淋巴结1枚，余未见区域淋巴结转移，参照《食管癌诊疗指南（卫健委2022年版）》《中国食管癌放射治疗指南（2022年版）》《CSCO食管癌诊疗指南（2022年版）》，有新辅助放化疗指征，治疗方案为新辅助同步放化疗后手术治疗。

五、放射治疗

1. 放疗固定模制作　患者完善放疗前准备后，于2022-09-23行CT模拟定位。考虑患者系食管鳞癌侵及黏膜下层，CT影像中食管管壁增厚不明显，CT显示不清，遂在CT模拟定位前，在电子胃镜下行"经胃镜食管病变钛夹定位"。术中见：距门齿23～28cm见一片状黏膜粗糙发红，范围约5cm×3cm，分别予病灶口侧及肛侧分别置入一枚钛夹（病例2图6）。

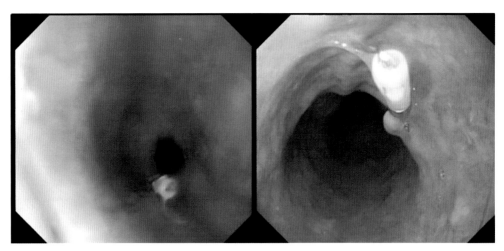

病例2图6　经胃镜食管病变钛夹定位

采用热塑体膜的颈胸膜固定。仰卧位，双手置于身体两侧。

2. CT模拟定位　CT定位标记点放置：头脚方向一般靠近肿瘤区几何中心处，尽量靠近肿瘤靶区；体中线与矢状位激光线重合，水平方向一般以腋中线为准，并利用横断面激光线使3个标记点位于同一层面（即"0"层面）。CT扫描范围及参数：扫描层厚：3mm，层距3mm；扫描范围：C1-肋膈角下缘，通常包含食管全段和颈胸淋巴结转移区域。在CT定位时为了减少食物潴留的影响，CT模拟定位前禁食2小时。

3. 放疗靶区 GTV-T：为电子胃镜下标记上下两端的钛夹内的食管病灶及食管壁；GTV-N：为转移淋巴结。CTV：GTV-T上下扩3cm，包括食管原发灶、转移淋巴结及相应高危淋巴结引流区。PTV：在三维方向外放0.5cm。

4. 放疗剂量 放疗处方剂量：95% PGTV 6020cGy/28F，215cGy/1F；95% PCTV 5040cGy/28F，180cGy/1F，每日1次，每周5次。

正常组织剂量：①左肺：平均剂量＝11.22Gy，V5＝62%，V20＝15.1%，V30＝8.0%；右肺：平均剂量＝11.19Gy，V5＝58.6%，V20＝17%，V30＝8.3%；②心脏：V30＝33.3%，V40＝27.1%；③脊髓：Dmax＝41.18Gy（病例2图7）。

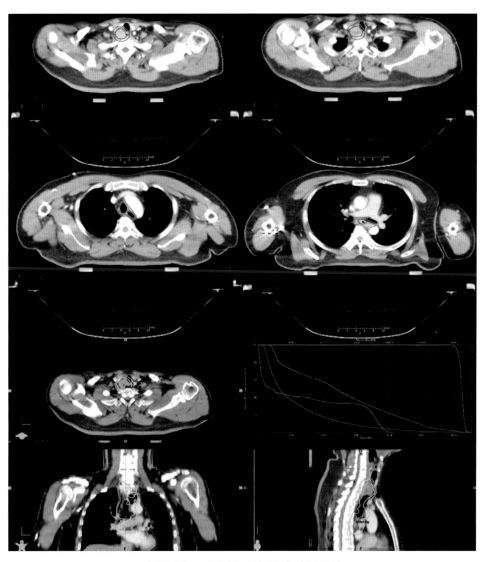

病例2图7 靶区勾画与治疗计划设计

5. 放疗技术　采用VMAT。

六、治疗经过

患者于2022-09-30开始在瓦里安TureBeam直线加速器实施精确放疗，每日1次。2022-10-14放疗10次后复查钡餐：食管各段管腔未见明显狭窄（病例2图8）。放疗至14次时出现咽喉干痒、吞咽疼痛，伴进食哽噎感，考虑放射性食管炎，予对症处理。

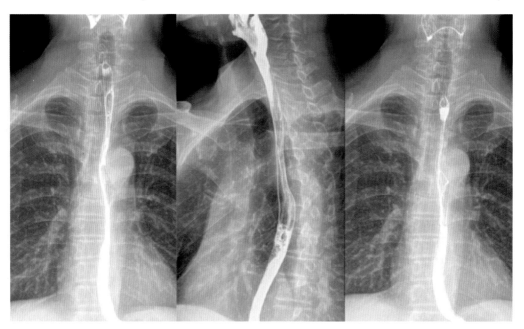

病例2图8　放疗实施10次食管造影检查

化疗情况：患者于2022-09-26至2022-10-03、2022-10-24至2022-10-31行"白蛋白紫杉醇200mg D1、D8＋顺铂45mg D1～D3 q21d"化疗2周期。患者化疗第2周期后出现Ⅲ度骨髓抑制（表现为白细胞下降Ⅲ度），予"人粒细胞因子"对症升白细胞及升血小板处理，2022-11-08复查血常规骨髓抑制纠正。

治疗评价：2022-10-28患者完成PGTV 4300cGy/20F，95% PCTV 3600cGy/20F。患者感吞咽疼痛，程度一般，无进食哽噎感。

2022-10-30复查胸腹部CT示：①胸中段食管壁略增厚与前相仿；②纵隔转移淋巴结较前退缩；③脊柱退行性改变（病例2图9）。复查上消化道钡餐：食管各段管腔未见明显狭窄，较2022-10-14旧片大致相仿（病例2图10）。

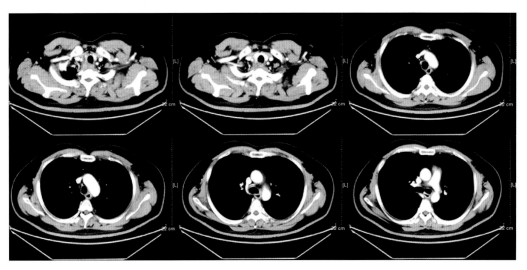

病例2图9　放疗结束胸部CT影像检查（纵隔窗）

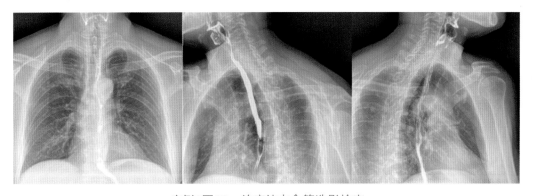

病例2图10　放疗结束食管造影检查

评估影像学，疗效评价PR，请外科会诊示治疗后纵隔转移淋巴结退缩，建议休息3周后返院准备手术。

2022-11-23在全身麻醉下行"单孔胸腔镜食管癌三野根治术＋空肠造瘘术"，术后恢复顺利，病理：（食管胸上中段）食管部分区域上皮呈假上皮瘤样增生伴轻度异型，符合治疗后改变（Becker-TRG：1a）。标本上切端、下切端、环周切缘及另送"上切端"未见癌。胃小弯LN 4个、"1R"LN 2个、"1L"LN 3个、"2组"LN 5个、"7组"LN 2个、"9组"LN 1个、"10L"LN 1个、"16组"LN 3个、"17组"LN 3个未见转移癌，"4组、8组、15组"未见LN，"2组"1枚LN可见治疗反应、未见肿瘤细胞。肿瘤病理分期：$ypT_0N_0M_0$（AJCC第八版）（病例2图11）。

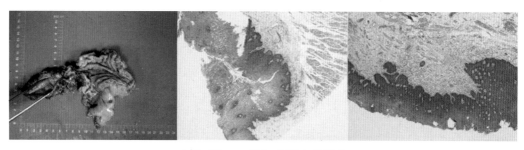

病例2图11　根治术后病理图像

2023-01-07复诊，查胸腹部CT示：①食管癌术后改变，食管窝少量积液可能；②脊柱退行性改变（病例2图12）。

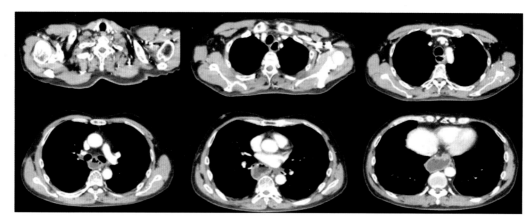

病例2图12　手术后胸部CT影像检查（纵隔窗）

七、随访与转归

患者定期复查。2023-05-13末次复查血液学及CT、食管造影及胃镜检查，均无复发及转移征象，目前病情稳定。

八、治疗体会与知识要点

本例患者中年男性，因"吞咽不适1个月"就诊，查胃镜示"距门齿23～28m见一片状黏膜粗糙发红"，活检病理提示食管鳞癌，食管癌诊断明确；患者一般情况可，ECOG评分1分，治疗耐受程度好，应根据分期情况给予积极治疗[1, 2]。根据UICC/AJCC食管癌第八版TNM分期，癌症侵犯黏膜固有层、黏膜肌层或黏膜下层被划分为T_1期，进一步细分为T_{1a}［癌症侵犯黏膜固有层（LPM）或黏膜肌层（MM）］和T_{1b}［癌侵犯黏膜下层（SM）］。在临床中，通过影像检查难以准确判断T分期，尤其是早期食管癌，在影像学上无法判断肿瘤的侵犯程度，而通过内镜检查可以帮助明确T分期。该例患者采用放大内镜结合窄带成像技术（NBI+ME）以及超声内镜，明确食管原发肿瘤侵犯黏膜下层，为T_{1b}，准确的判断了患者的T分期，为后续的治疗方案选择提供了依据[3]。目前先进的内镜检查技术，如NBI-ME和超声内镜检查等，被认为是最好的明确T分期的方法之一，在科技迅猛发展的今天，先进技术层出不穷，例如人工智能AI诊断目前已经在研发试用，相信未来会改变食管癌的诊断策略。

由于食管黏膜下层中有广泛而密集的淋巴网，因此一旦食管肿瘤侵犯黏膜下层，淋巴结转移概率将显著提高[4]；本例患者的CT检查中发现上纵隔（2R组）有一枚肿大伴明显异常强化淋巴结，考虑肿瘤转移；研究显示CT诊断食管癌淋巴结转移的敏感性不到50%，PET-CT可以在一定程度上提高食管癌淋巴结转移的敏感性（约60%）[5]，但是由于经济学的考量，CSCO指南中的食管癌诊断中将PET-CT检查作为Ⅲ级推荐[2]。本例患者由于经济原因，未选择接受PET-CT检查，根据CT检查结果，考虑患者有1个区域淋巴结（2R组）转移，为N_1。余未见明显肿瘤转移征象，考虑为M_0，因此最终明确分期为：$cT_{1b}N_1M_0$ Ⅰ期（UICC/AJCC第八版TNM分期）。

对于$cT_{1b}-cT_2N+M_0$的食管鳞癌患者，指南推荐进行新辅助放化疗，这是基于CROSS研究[6]及NEOCRTEC5010研究[7]的结果，其中CROSS研究纳入的食管鳞癌患者比例较小，仅有23%的患者为食管鳞癌，而NEOCRTEC5010研究中纳入的均为食管鳞癌患者，两项研究均证实了新辅助放化疗联合手术相比于单纯手术显著改善了患者的预后。因此对于本例$cT_{1b}N_1M_0$ Ⅰ期的食管鳞癌患者，我们选择进行新辅助放化疗后手术治疗。随着抗肿瘤药物治疗的快速发展，食管鳞癌新辅助治疗的手段选择越来越多，尤其是以PD-1/PD-L1单抗为代表的免疫检查点抑制剂的出现，其在食管癌的综合治疗中展现出了不凡的实力[8]；目前新辅助免疫联合化疗、新辅助免疫联合放化疗等新辅助治疗模式均在探索当中[9]，我科也前瞻性地开展了一项Ⅱ期临床研究：安罗替尼联合特瑞普利单抗注射液与同步放化疗新辅助治疗可切除的食管鳞癌的ⅡA期临床研究。目前仍在入组患者过程中，初步的数据分析显示出了该治疗模式的高pCR率，期待最终的研究结果，以进一步优化食管鳞癌的新辅助治疗模式。

准确勾画大体肿瘤体积（gross tumor volume，GTV）是实施精确放疗的基础和关键。食管癌放疗时GTV勾画主要依据CT定位采集的影像，但存在较大的主观性和随意性。通过CT影像可以观察食管壁厚度的改变，从而来判定病变，但CT对黏膜显示较差，对病灶头、尾（GTV长轴）方向的浸润范围定位也不理想。特别是对于早期和浅表病变，在CT定位影像上无法分辨肿瘤。本例患者为T_{1b}（病灶侵犯黏膜下层），

CT影像上可见食管壁稍增厚，食管造影未见明显异常，通过两种影像学检查无法准确判断该例患者的原发灶GTV范围；结合患者胃镜检查，包括放大内镜结合窄带成像技术（NBI＋ME）以及超声内镜检查，可以准确判断食管肿瘤范围，采用金属钛夹标记肿瘤上下界，后再行CT定位扫描，可以将内镜诊断病灶范围的信息借助金属钛夹标记在CT定位影像上，为早期食管癌GTV勾画提供准确的靶区边界信息[10]。

术后病理结果可以直接反映新辅助治疗的疗效，同时也是检验放射治疗精确度的重要指标。NEOCRTEC5010研究中新辅助放化疗组的pCR率为43.2%，进一步分析显示pCR是食管鳞癌患者OS和DFS的重要预后指标，获得pCR的患者相比于未获得pCR的患者拥有更好的预后[11]。本例患者在接受完新辅助放化疗后，术后病理获得了完全病理缓解（pCR），展现了新辅助放化疗的疗效，同时也证明通过钛夹标记肿瘤上下界后我们勾画出了精确的放疗靶区。

新辅助放化疗所带来毒性反应主要集中于化疗所导致的血液学毒性以及放射性食管炎等，总体安全性良好[7]；本例患者治疗过程中出现了Ⅲ度骨髓抑制以及Ⅱ级的放射性食管炎，均经过对症处理后缓解；随着新辅助治疗模式的不断探索优化，新的毒副反应可能需要得到我们的关注，比如新辅助免疫治疗的加入，未来放射性肺炎与免疫学肺炎的叠加可能带来新的挑战[12]。

随访原则：治疗结束后1～2年每3个月复查一次，2～5年每6个月复查一次，5年后每年复查一次。复查的内容包括问诊、体格检查及相关辅助检查，但目前尚无最佳随访策略的高级别循证医学证据[10]。

（病例提供者：李建成　姚奇伟　林云月　福建省肿瘤医院）

参考文献

[1]中华人民共和国国家卫生健康委员会医政医管局.食管癌诊疗指南（2022年版）[J].中华消化外科杂志，2022，21（10）：1247-1268.

[2]中国临床肿瘤学会（CSCO）.食管癌诊疗指南[M].北京：人民卫生出版社，2022.

[3]中华医学会消化内镜学分会，中国抗癌协会肿瘤内镜专业委员会.中国早期食管癌筛查及内镜诊治专家共识意见（2014年，北京）[J].中华消化内镜杂志，2015，20（4）：205-224.

[4]Li L，Liu SY，Zhu KS，et al.Analysis of lymph node metastases in early esophageal

carcinoma and treatment regimens[J].Zhonghua Zhong Liu Za Zhi，2009，31（3）：226-229.

[5]Karashima R，Watanabe M，Imamura Y，et al.Advantages of FDG-PET/CT over CT alone in the preoperative assessment of lymph node metastasis in patients with esophageal cancer[J].Surg Today，2015，45（4）：471-477.doi：10.1007/s00595-014-0965-6. Epub 2014 Jun 28.Erratum in：Surg Today.2015 Apr；45（4）：478.

[6]Eyck BM，van Lanschot JJB，Hulshof MCCM，et al.Ten-Year Outcome of Neoadjuvant Chemoradiotherapy Plus Surgery for Esophageal Cancer：The Randomized Controlled CROSS Trial[J].J Clin Oncol，2021，39（18）：1995-2004.

[7]Yang H，Liu H，Chen Y，et al.Neoadjuvant Chemoradiotherapy Followed by Surgery Versus Surgery Alone for Locally Advanced Squamous Cell Carcinoma of the Esophagus （NEOCRTEC5010）：A Phase Ⅲ Multicenter，Randomized，Open-Label Clinical Trial[J].J Clin Oncol，2018，36（27）：2796-2803.

[8]Kojima T，Shah MA，Muro K，et al.KEYNOTE-181 Investigators.Randomized Phase Ⅲ KEYNOTE-181 Study of Pembrolizumab Versus Chemotherapy in Advanced Esophageal Cancer[J].J Clin Oncol，2020，38（35）：4138-4148.

[9]Huang R，Qiu Z，Zheng C，et al.Neoadjuvant Therapy for Locally Advanced Esophageal Cancers[J].Front Oncol，2022，12：734581.

[10]中国医师协会放射肿瘤治疗医师分会，中华医学会放射肿瘤治疗学分会，中国抗癌协会肿瘤放射治疗专业委员会.中国食管癌放射治疗指南（2022年版）[J].国际肿瘤学杂志，2022，49（11）：641-657.

[11]Shen J，Kong M，Yang H，et al.written on behalf of the AME Thoracic Surgery Collaborative Group[J].Pathological complete response after neoadjuvant treatment determines survival in esophageal squamous cell carcinoma patients（NEOCRTEC5010）[J].Ann Transl Med，2021，9（20）：1516.

[12]Wang Z，Shao C，Wang Y，et al.Efficacy and safety of neoadjuvant immunotherapy in surgically resectable esophageal cancer：A systematic review and meta-analysis[J].Int J Surg，2022，104：106767.

病例3 可手术食管癌新辅助放化疗后

一、病史摘要

患者赖某某，男性，69岁，主诉：进食哽咽感2个多月。

现病史： 缘于入院前2个多月无明显诱因出现进食哽噎感，固体食物明显，伴有上腹疼痛，呈持续性胀痛，饱餐后明显，偶有黑便，1～2日一次，无恶心、呕吐，无呕血，无腹泻，无畏冷、寒战、发热，无咳嗽、咳痰，无胸闷、气促，无头痛、头晕，就诊当地诊所，予保胃对症处理（具体不详），腹痛稍缓解。7天前上述症状再次加剧，就诊于当地医院，胃镜提示：距门齿30～38cm可见环1/2周肿物生长，表面糜烂、覆浊苔，质脆易出血，管腔狭窄，内镜尚可通过，齿状线清晰。为求进一步诊治，就诊我院，拟"食管肿物"收入我科。发病以来，精神、睡眠尚可，进食减少，大便如上述，小便正常，体重下降3kg。

既往史： "高血压" 20余年，规律口服"硝苯地平、培哚普利"，平素血压控制在130/80mmHg左右。

二、体格检查

KPS 80分。神志清楚，颈部、锁骨上等浅表淋巴结未及肿大。胸廓无畸形，胸骨无压痛，双肺呼吸音清，未闻及啰音。腹肌软，无压痛、反跳痛，腹部未触及肿块，肝、脾肋下未触及。

三、辅助检查

1. 血常规、肿瘤标志物、肺功能、心电图等均正常。

2. 纤维胃镜（2021-08-25） 距门齿30～38cm可见环1/2周肿物生长，表面糜烂，质脆易出血，管腔狭窄。胃镜诊断：食管中下段癌（病例3图1）。

3. 胸腹部增强CT（2021-09-01） 食管中下段（气管隆突下）管壁增厚，厚约12mm，密度不均匀，增强后明显不均匀强化，与胸主动脉、心影分界尚清。肝胃间隙肿大淋巴结，直径约16mm，考虑转移。CT诊断：食管中下段癌，纵隔小淋巴结；肝胃间隙肿大淋巴结，转移？（病例3图2）。

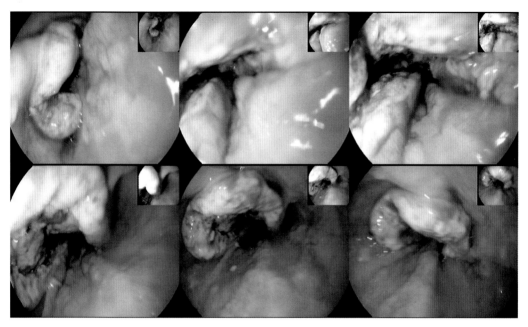

病例3图1　2021-08-25治疗前胃镜所见

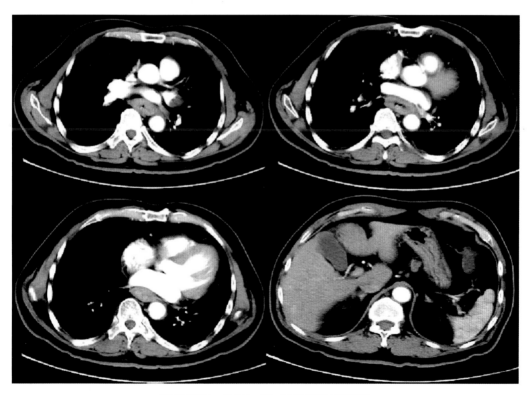

病例3图2　2021-09-01治疗前CT影像

4．PET-CT（2021-08-31）　食管中下段管壁环形增厚伴高代谢，较厚处约12mm，SUVmax 13.5，累及长度68mm，考虑食管癌；4L区、8L区及肝胃间隙多发高代谢淋巴结，其中4L区淋巴结大小约9mm×6mm，SUVmax 4.4，纵隔8L区淋巴结大小约8mm×7mm，SUVmax 4.3，肝胃间隙较大的约16mm×11mm，SUVmax 8.5，延迟扫描SUVmax 10.0，考虑转移；纵隔3A区增大淋巴结伴代谢增高，大小约12mm×6mm，SUVmax 2.0，转移待除；余部位未见异常代谢征象。PET-CT诊断：①食管胸中下段管壁环形增厚伴高代谢，考虑食管癌；纵隔4L区、8L区及肝胃间隙多发高代谢淋巴结，考虑转移；纵隔3A区增大淋巴结伴代谢增高，转移待除；②脑部未见异常代谢征象（病例3图3）。

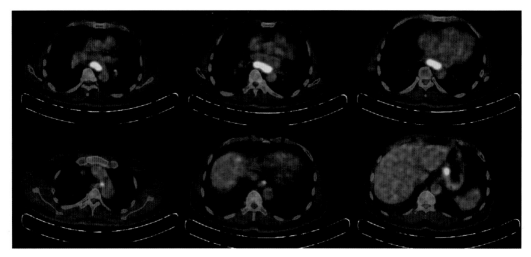

病例3图3　2021-08-31治疗前PET-CT影像

5．纤维胃镜病理（2021-08-31）　（距门齿30cm食管肿物）鳞状细胞癌（病例3图4）。

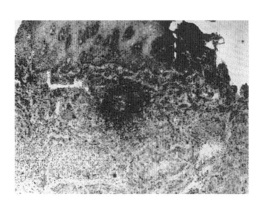

病例3图4　鳞状细胞癌

四、诊断及治疗原则

入院诊断：食管胸中下段鳞状细胞癌$cT_2N_2M_0$ⅢB期（AJCC第八版）[1, 2]。对于$cT_{is~2}N_{1~3}M_0$期或$cT_{3~4a}NanyM_0$期食管癌拟行手术者，推荐新辅助放化疗。

五、放射治疗

1. 放疗固定模制作　采取仰卧位，双手交叉抱肘置于额前，食管中下段癌采用真空垫体膜固定。

2. CT模拟定位　CT定位标记点放置：标记点放于胸部较平坦部位。CT扫描范围及参数：行静脉造影增强CT扫描，扫描层距：3mm；扫描范围：C1-肋膈角下缘，包含食管全段和淋巴结转移区域。为了减少食物潴留的影响，建议CT模拟定位前禁食2小时。

3. 放疗靶区（病例3图5）　GTV：GTVp为可见的食管病灶，综合影像学［食管造影、增强CT、MRI和（或）PET-CT］和内镜［电子上消化道内镜和（或）腔内

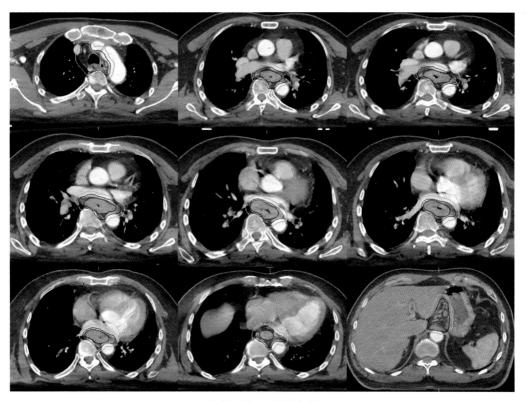

病例3图5　靶区勾画

超声]结果确定。GTVn为可见的转移淋巴结，指CT和（或）MR显示的短径≥10mm（食管旁、气管食管沟≥5mm）的淋巴结，或PET-CT显示标准摄取值（standard uptake value，SUV）高（炎性淋巴结除外），或者虽低于上述标准，但淋巴结有明显坏死、环形强化、强化程度与原发灶相仿、偏心钙化者，也作为GTVn。CTV：GTVp前后、左右方向均外放5~6mm，上下方向各外放30mm，GTVn各方向均外放5~6mm（外放后将解剖屏障包括在内时需做调整）。PTV：CTV的基础上三维外扩形成。

4. 放疗剂量 处方剂量：95% PTV 40Gy/2.0Gy，每日1次，每周5次。

正常组织先按足量处方剂量（如95% PTV 60Gy）进行正常组织评估，再按实际处方剂量执行，同时确定正常组织的实际受量：①双肺：平均剂量<14~16Gy，V20≤28%，V30≤20%；同步放化疗者V20≤25%；②心脏：V30<40%，V40<30%；③脊髓（计划危及器官）：Dmax<45Gy；④双肾：V20<30%；⑤肝：V30<30%（病例3图6）。

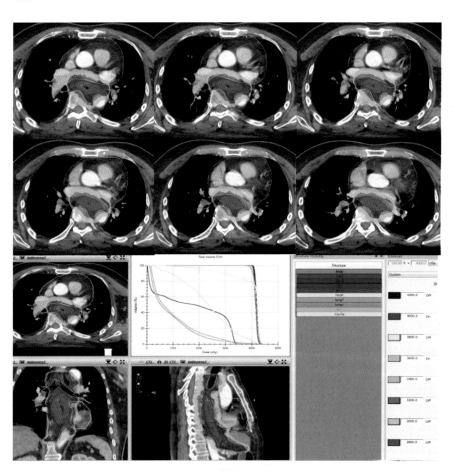

病例3图6　计划设计与评估

5．放疗技术　采用IGRT、VAMT。

六、治疗经过

1．放化疗实施　采用IGRT、VAMT放疗技术，2021-09-06开始在医科达直线加速器实施放疗，每日1次，每周5次。2021-09-06、2021-09-27同步给予"紫杉醇150mg/m² ＋顺铂75mg/m² q21d"方案化疗2个周期。治疗期间出现轻度吞咽疼痛，考虑1级放射性食管炎（RTOG急性放射性食管损伤分级标准），予地塞米松、利多卡因口服液，食管黏膜保护剂硫糖铝处理后好转。治疗期间出现Ⅱ°中性粒细胞减少，予重组人粒细胞刺激因子处理后恢复。2021-10-09结束放疗。

疗效评价：复查胸腹部增强CT（2021-11-30）：食管下段（气管隆突下）管壁增厚，厚约7mm，强化较前减低，肝胃间隙结节较前缩小，直径约8mm，强化减低。CT诊断：食管中下段癌（较前好转）；纵隔小淋巴结（较前相仿）；肝胃间隙淋巴结较前缩小。对比新辅助放化疗前后影像（病例3图7），食管厚度缩小近50%，肝胃间隙转移病灶缩小达50%，疗效评价：PR。

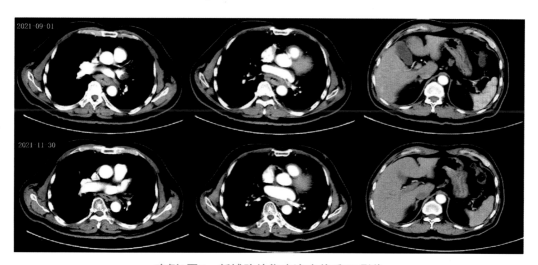

病例3图7　新辅助放化疗治疗前后CT影像

上排：2021-09-01新辅助放化疗治疗前CT影像；下排：2021-11-30新辅助放化疗治疗后CT影像。

2．手术情况　2021-12-02行"胸腹腔镜下三切口食管癌根治术"。

术中所见：食管肿瘤位于食管中下段，肉眼未侵犯食管全层，活动度可，大小约3cm×3cm，胸膜未见种植转移病灶。

术后大体标本病理：食管溃疡型中低分化鳞癌，大小1.5cm×1.5cm×1.0cm，侵及固有肌层，未见脉管癌栓及神经侵犯，标本切缘未见癌累及。可见放化疗后反应，肿瘤退缩分级2级。淋巴结：左喉返神经旁淋巴结1/2、胸中段食管旁淋巴结1/2见明显纤维化伴多核巨细胞反应，未见明确癌细胞；8A淋巴结4枚，11P淋巴结4枚，7、8、9组淋巴结7枚，隆突下淋巴结3枚，食管上段淋巴结1枚，贲门左侧淋巴结3枚，胃小弯侧淋巴结8枚，贲门右侧淋巴结3枚未见癌转移（病例3图8）。

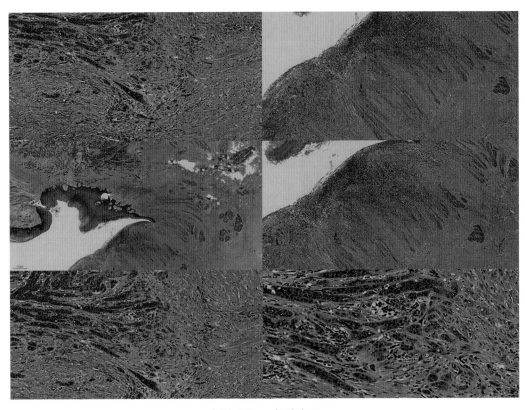

病例3图8　术后病理

3. 随访标准和原则　治疗结束后第1～第2年，每3～6个月复查1次；第3～第5年，每6个月复查1次；第5年后每年复查1次。随访内容包含病史、体格检查、胸腹部增强CT等，有相关症状时考虑上消化道造影或内镜检查。

随访情况：治疗结束后定期我院门诊复查，未见肿瘤复发转移征象；无吞咽困难、腹痛等不适，营养状况良好，ECOG评分为1分。

七、随访与转归

末次复查胸腹部增强CT（2022-11-10）：食管癌术后，右侧胸腔胃，未见肿瘤复发、转移征象。

八、治疗体会与知识要点

1. 治疗总结　该病例术前分期$cT_2N_2M_0$ ⅢB期，属可切除食管癌，根据NCCN、CSCO指南，Ⅰ级推荐"新辅助放化疗＋手术治疗"。新辅助放疗采用IGRT、VAMT技术，放疗剂量40Gy/2.0Gy，每日1次，每周5次[3]。相较于既往的二维或三维适形放疗技术，IGRT在靶区剂量分布和正常组织、器官保护等方面均表现优异，可改善总生存，降低放疗相关不良反应[4]。靶区参照《中国食管癌放射治疗指南》（2021年版）、《食管癌放射治疗靶区勾画》（2017年版）[5, 6]。同步化疗方案选择"紫杉醇+顺铂"[7]。

经过新辅助放化疗，复查CT肿瘤缩小达50%，术后大体病理可见肿瘤退缩反应，分级2级［参照CAP（College of American Pathologists）/NCCN（The National Comprehensive Cancer Network）指南的新辅助治疗后病理学评估标准］。

近年来，在国内外多项临床试验表明，新辅助放化疗（NCRT）比单纯手术能显著改善了局部晚期食管鳞状细胞癌（ESCC）患者的总生存期（OS）和无病生存期（DFS）[8, 9]，因此NCRT被公认为局部晚期食管癌的标准治疗方法。一项Ⅱ期RCT比较了NCRT与新辅助化疗（NCT）治疗局部晚期食管或胃食管交界处癌的疗效（NeoRes试验），结果表明，NCRT提高至28%的pCR率和42.2%的5年OS率[10]。一项比较NCT和NCRT的荟萃分析结果：与NCT相比，NCRT可促进SCC亚型患者更高的R0切除率和pCR率、更低的局部复发率和更好的3年生存率，NCRT仍然是ESCC术前标准治疗[11]。

2. 对于可切除的食管癌，术前新辅助治疗相比单独手术是否有好处？

食管癌是中国常见的恶性肿瘤之一。手术是主要的治疗方法之一。然而，对于局部晚期病例，仅靠手术并不能获得理想的预后。由于近年来的快速发展，新辅助化疗、新辅助放疗或新辅助放化疗加手术为食管癌患者带来了更多的治疗选择，预后改善明显。且随着免疫治疗在食管癌中的逐步应用，新辅助免疫治疗也显示出重要的作用。

Wei-Cheng Lin等[12]的一项研究纳入了3522例无远处转移的食管癌患者，分为了单独手术组（第一组），新辅助CCRT＋手术组（第二组），CCRT组（第3组）。与单独手术相比，新辅助治疗组具有生存获益和更好的局部区域控制。多变量分析中显示，在早期（Ⅰ～ⅡB）患者中，新辅助治疗并不优于单独手术；对于ⅢA期、ⅢB期和ⅢC期疾病患者，生存期优于单独手术。该试验表明，与单纯手术相比，新辅助治疗并不能改善Ⅰ期或Ⅱ期食管癌患者的生存，因此建议早期（Ⅰ～ⅡB）患者应首选手术，局部晚期（ⅢA～ⅢC）患者新辅助治疗则有利于生存。

中山大学肿瘤防治中心傅剑华教授牵头的NEOCRTEC5010研究[13]证实术前放化疗能明显提高局部晚期食管鳞癌患者的预后。该研究从2007—2014年共入组患者451例，随机分组为NCRT组（$n=224$），S组（$n=227$）。结果显示：与S组相比，NCRT组的术前放化疗并手术的综合治疗模式提高了OS（中位OS：100.1个月 vs 66.5个月，HR：0.71，95% CI：0.53～0.96，$P=0.025$），延长了DFS（中位DFS：100.1月 vs 41.7个月，HR：0.58，95% CI：0.43～0.78，$P<0.001$）。NCRT组的pCR率为43.2%，R0切除率高于S组（98.4% vs 91.2%，$P=0.002$）。在安全性方面，两组的术后并发症发生率无明显差异。

荷兰的CROSS研究[14]入组了368例可手术（$cT_1N_1M_0$ or $T_{2\sim3}N_{0\sim1}M_0$，AJCC第6版分期）的食管癌或食管胃交界癌患者，最终纳入分析366例，其中NCRT组178例，S组188例，研究结果显示：NCRT组的pCR率达29%，R0切除率高于S组（92% vs 69%，$P<0.001$）；中位随访84.1个月后，NCRT组的中位OS明显高于S组（48.6个月 vs 24.0个月，HR：0.68，95% CI：0.53～0.88，$P=0.003$）。此研究结果进一步证实了术前放化疗＋手术模式对比单纯手术的优势。

基于CROSS和5010研究结果，术前放化疗＋手术效果明显优于单纯手术，同时具有很高的pCR率。因此，对于可切除的食管癌，相比单纯手术，新辅助放化疗联合手术模式更胜一筹，术前新辅助放化疗成为可切除局部晚期食管癌的标准治疗方法。

3. 对于局部晚期食管癌，新辅助化疗和放化疗哪种更胜一筹？

随着肿瘤学和手术技术的进步，我国的食管癌生存率提高了10%左右[15]。这种生存率的普遍提高，部分依赖于新辅助治疗在局部晚期食管癌（ESCC）中的广泛应用。新辅助化疗对局部晚期食管癌有降期作用，可消除血液中潜在的微转移和隐匿性远处转移病灶，提高术前放疗敏感性。新辅助放疗是一种旨在控制肿瘤生长或减小肿瘤体积、提高R0切除率的局部治疗方法。相关研究提示术前化疗与术前放化疗均对食管癌患者有可观的生存获益[13, 14, 16, 17]，而两者孰强孰弱，一些经典的Ⅲ期临床试验给出了参考答案。

2012年日本开展了一项联合多中心、前瞻性的临床研究JCOG 1109[18]，其目的是在以下3种方案：双药化疗方案（顺铂加氟尿嘧啶，CF）、三药化疗方案（多西他赛、顺铂加氟尿嘧啶，DCF）和放化疗方案（41.4Gy/23F、顺铂加氟尿嘧啶，CF-RT）中确认ESCC的最佳新辅助治疗方案，共纳入44个机构符合条件的601例食管鳞癌患者（包括ⅠB、Ⅱ、Ⅲ期），结果显示：CF、DCF组和CF-RT组R0切除率分别为168例（84.8%）、173例（85.6%）、175例（87.5%），pCR缓解率分别为4例（2.1%）、40例（19.8%）、77例（38.5%）。CF、DCF和CF-RT组3年OS率分别为62.6%、72.1%、68.3%（stratified log-rank test：CF vs DCF，$P = 0.006$；CF vs CF-RT，$P = 0.12$）。通过对OS的分层Cox回归分析，CF组vs DCF组的风险比HR：0.68，95% CI：0.50 ~ 0.92，CF组vs CF-RT组的风险比HR：0.84，95% CI：0.63 ~ 1.12。在该研究中，新辅助放化疗相比新辅助化疗（双药、三药方案），R0切除率、病理完全缓解（pCR）率更高。对比双药方案，新辅助三药方案可延长OS，结果有统计学差异；新辅助放化疗方案与新辅助双药方案对比，OS呈上升趋势。JCOG 1109研究是一项长达10年之久的大型Ⅲ期临床研究，其结果具有一定的参考价值，在该研究中新辅助放化疗方案的临床生存获益表现得并不突出，杨弘教授指出此研究设计的不足之处：该研究纳入了部分早期食管癌患者，无法从新辅助治疗中完全获益；放射野设置不合理。此外，本研究中纳入人群单一，化疗方案在我国使用不具有普遍性。因此，该研究结果不一定能完全解答最初的研究目标[19]。

另一项经典的临床研究是由我国谭黎杰教授领衔的研究团队开展的前瞻性、多中心、随机、Ⅲ期试验CMISG 1701[20]，旨在评估新辅助放化疗（NCRT）与新辅助化疗（NCT）后微创食管切除术（MIE）治疗局部晚期ESCC的安全性和有效性。纳入分期为$cT_{3 \sim 4a}N_{0 \sim 1}M_0$ ESCC患者共264例，随机分配（1∶1）至NCRT或NCT组。两组均给予以紫杉醇和顺铂为基础的化疗，NCRT组加用同期放疗，然后进MIE。结果显示，病理学方面比较：两个治疗组的R0切除率相似（97.3%，109/112 vs 96.2%，100/104，$P = 0.92$）。NCRT组31例（27.7%，31/112）患者获得了病理完全缓解（pCR），而NCT组3例（2.9%，3/104）患者获得了病理完全缓解（pCR）（$P < 0.001$）。同样，与NCT组相比，NCRT组的患者原发性肿瘤消退程度更好，转移的淋巴结更少、淋巴血管/神经侵袭减少、ypTNM分期更低，且均存在统计学意义。生存获益比较：NCRT组3年总生存率为64.1%（95% CI：56.4 ~ 72.9%），NCT组为54.9%（95% CI：47 ~ 64.2%）。NCRT组的生存率略有改善，但差异没有达到统

计学意义（HR：0.82，95% CI：0.58～1.18，$P=0.28$）。复发方面比较：NCRT组的50名（37.9%）患者和NCT组的65名（49.2%）患者出现复发（$P=0.063$），这表明NCRT组复发风险较低，而复发模式（包括区域复发、远处复发或两者）无显著差异（$P=0.802$）。

综上所述，与NCT相比较，接受NCRT提高了pCR率、R0切除率，减少了转移淋巴结数量，降低了ypTNM分期，降低了复发风险。相关研究表明，R0切除率和pCR率是影响食管癌术后预后的独立危险因素[21, 22]。上述的2个研究也可以看到，接受NCRT组的ESCC患者OS有改善，虽然未达到显著优势，部分原因推测为NCRT策略展现出更好的癌症特异性生存被治疗相关的非癌症死亡的高比率所抵消[20]。此外，NEOCRTEC 5010研究以及同期的CROSS研究进一步说明术前放化疗能明显增加局部晚期食管鳞癌患者的生存获益[13, 14]。因此，术前放化疗仍然是目前可切除局部晚期食管鳞癌的一线选择。但就现在ESCC最佳的新辅助治疗方案仍未达成共识，可能需要对所有相关随机对照研究进行数据荟萃分析以及大型、多中心真实世界的方案比较，以确定具有更大生存获益的治疗策略。不可忽视的是，术前放化疗的方案优化对于进一步提高患者生存以及生活质量是很重要的。对于ESCC患者的新辅助治疗是否增加免疫疗法也是关注的热点话题，现已有多个相关的Ⅲ期临床研究招募中（例：NCT05213312、NCT04807673、NCT04848753、NCT04973306等），相信在研究人员的努力下会得到令人满意的结果。

4. 免疫时代——免疫治疗在新辅助治疗中的探索

基于中山大学附属肿瘤医院牵头的NEOCRTEC 5010研究以及荷兰学者开展的CROSS研究的结果，新辅助同步放化疗＋食管切除术是目前局部晚期可切除食管癌的标准治疗方案。但在临床实践中发现，对于淋巴结转移比较广泛的患者，放疗范围也相应较为广泛，可能导致围术期毒性反应增加，最终导致此类患者的治疗预后较差。近年来，随着免疫检查点抑制剂的应用，免疫治疗在各种肿瘤上均取得了新的突破，其中对免疫检查点抑制剂在食管癌中的临床研究也取得了一定的成果。

2019年，ASCO报告了pembrolizumab联合新辅助放化疗（紫杉醇＋卡铂）治疗可切除食管鳞状细胞癌患者的Ⅱ期研究的初步结果：共有28名局部晚期食管鳞状细胞瘤患者接受了新辅助治疗，其中26人接受了手术，在接受手术切除的患者中，病理完全缓解率（pCR）达到46.1%，6个月和12个月时的OS率分别为89.3%和80.8%，且该研究证实，联合治疗不会增加放化疗和免疫疗法的毒副反应[23]。

上海市胸科医院李志刚教授和刘俊教授团队牵头的"卡瑞利珠单抗联合化疗

用于多站淋巴结转移的局部晚期胸段食管鳞癌新辅助治疗的Ⅱ期研究（NICE研究）"[24]：共入组60例患者，其中55例患者成功完成新辅助治疗，51例患者接受手术治疗，R0切除的患者达50例（98.0%），病理完全缓解率（pCR率）为39.2%（20/51），总体不良反应可控。研究结果展现出卡瑞利珠单抗联合化疗新辅助治疗的有效性及安全性。

天津医科大学肿瘤医院姜宏景教授牵头的一项单臂、开放标签、前瞻性、Ⅱ期临床试验KEYSTONE-001研究[25]，旨在评估帕博利珠单抗联合紫杉醇和顺铂新辅助治疗局部晚期可切除食管鳞癌的疗效和安全性，研究纳入42例局部晚期（Ⅲ期）可切除ESCC患者，结果显示：29例完成手术治疗，手术全部由机器人辅助完成，pCR率41.4%，MPR 72.4%，R0切除率达到100%，治疗期间的安全性良好，无3级及以上免疫相关不良反应发生。研究结果同样展现出帕博利珠单抗联合化疗新辅助治疗的有效性及安全性，为食管癌免疫新辅助治疗增添了有力新证据。

基于新辅助免疫治疗在Ⅱ期临床研究中显示出的安全性和初步疗效，2022 CSCO食管癌诊疗指南建议部分胸段食管癌患者可采用化疗联合免疫治疗（卡瑞利珠单抗或帕博利珠单抗）作为新辅助治疗，但新辅助治疗策略仍需进一步优化，一些关键的免疫治疗问题仍有待解决，例如如何确定预测免疫治疗疗效的生物标志物，以及当免疫治疗与放化疗相结合时，如何确定放化疗的剂量、时间。因此，需要更多的Ⅲ期临床试验和研究结果，目前国内外已有多个Ⅲ期临床研究招募、进行中，包括：NCT04807673（KEYSTONE-002）、NCT04821843、NCT01107639、NCT04848753等，期待有更多的研究结果为食管癌患者建立新的治疗模式，进一步提高生存获益。

（病例提供者：倪晓雷　杨凤玲　福建省龙岩市第一医院）

参考文献

[1]Rice TW，Gress DM，Patil DT，et al.Cancer of the esophagus and esophagogastric junction-Major changes in the American Joint Committee on Cancer eighth edition cancer staging manual[J].CA Cancer J Clin，2017，67（4）：304-317.

[2]李浩淼，孙海波，郑燕，等.AJCC/UICC第八版食管及食管胃交界部癌TNM分期解读及中文版主要内容[J].中国胸心血管外科临床杂志，2017，24（02）：87-92.

[3]Eyck BM，van Lanschot JJB，Hulshof M，et al.Ten-Year Outcome of Neoadjuvant Chemoradiotherapy Plus Surgery for Esophageal Cancer：The Randomized Controlled CROSS Trial[J].J Clin Oncol，2021，39（18）：1995-2004.

[4]Lan K，Zhu J，Zhang J，et al.Propensity score-based comparison of survival and radiation pneumonitis after definitive chemoradiation for esophageal cancer：Intensity-modulated radiotherapy versus three-dimensional conformal radiotherapy[J].Radiother Oncol，2020，149：228-235.

[5]中国医师协会放射肿瘤治疗医师分会，中华医学会放射肿瘤治疗学分会，中国抗癌协会肿瘤放射治疗专业委员会.中国食管癌放射治疗指南（2021年版）[J].国际肿瘤学杂志，2022，49（1）：12-25.

[6]肖泽芬，周宗玫，李晔雄.食管癌放射治疗靶区勾画[M].北京：人民卫生出版社，2017.

[7]Kleinberg LR，Catalano PJ，Forastiere AA，et al.Eastern Cooperative Oncology Group and American College of Radiology Imaging Network Randomized Phase 2 Trial of Neoadjuvant Preoperative Paclitaxel/Cisplatin/Radiation Therapy（RT）or Irinotecan/Cisplatin/RT in Esophageal Adenocarcinoma：Long-Term Outcome and Implications for Trial Design[J].Int J Radiat Oncol Biol Phys，2016，94（4）：738-746.

[8]Gebski V，Burmeister B，Smithers BM，et al.Survival benefits from neoadjuvant chemoradiotherapy or chemotherapy in oesophageal carcinoma：a meta-analysis[J].Lancet Oncol，2007，8（3）：226-234.

[9]Yang H，Liu H，Chen Y，et al.Long-term Efficacy of Neoadjuvant Chemoradiotherapy Plus Surgery for the Treatment of Locally Advanced Esophageal Squamous Cell Carcinoma：The NEOCRTEC5010 Randomized Clinical Trial[J].JAMA Surg，2021，156（8）：721-729.

[10]von Döbeln GA，Klevebro F，Jacobsen AB，et al.Neoadjuvant chemotherapy versus neoadjuvant chemoradiotherapy for cancer of the esophagus or gastroesophageal junction：long-term results of a randomized clinical trial[J].Dis Esophagus，2019，32（2）：2.doi：10.1093/dote/doy078.

[11]Han J，Wang Z，Liu C.Survival and complications after neoadjuvant chemotherapy or chemoradiotherapy for esophageal cancer：a meta-analysis[J].Future Oncol，2021，17（17）：2257-2274.

[12]Lin WC，Ding YF，Hsu HL，et al.Value and application of trimodality therapy or definitive concurrent chemoradiotherapy in thoracic esophageal squamous cell carcinoma[J].Cancer，2017，123（20）：3904-3915.

[13]Yang H，Liu H，Chen Y，et al.Neoadjuvant Chemoradiotherapy Followed by Surgery Versus Surgery Alone for Locally Advanced Squamous Cell Carcinoma of the Esophagus（NEOCRTEC5010）：A Phase Ⅲ Multicenter，Randomized，Open-Label Clinical Trial[J].J Clin Oncol，2018，36（27）：2796-2803.

[14]Shapiro J，van Lanschot JJB，Hulshof M，et al.Neoadjuvant chemoradiotherapy plus surgery versus surgery alone for oesophageal or junctional cancer（CROSS）：long-term results of a randomised controlled trial [J].Lancet Oncol，2015，16（9）：1090-1098.

[15]Allemani C，Matsuda T，Di Carlo V，et al.Global surveillance of trends in cancer survival 2000-14（CONCORD-3）：analysis of individual records for 37513025 patients diagnosed with one of 18 cancers from 322 population-based registries in 71 countries[J].Lancet，2018，391（10125）：1023-1075.

[16]Medical Research Council Oesophageal Cancer Working Group.Surgical resection with or without preoperative chemotherapy in oesophageal cancer：a randomised controlled trial [J].Lancet，2002，359（9319）：1727-1733.

[17]Allum WH，Stenning SP，Bancewicz J，et al.Long-term results of a randomized trial of surgery with or without preoperative chemotherapy in esophageal cancer[J].J Clin Oncol，2009，27（30）：5062-5067.

[18]Koyanagi K，Kato K，Ito Y，et al.Impact of preoperative therapy for locally advanced thoracic esophageal cancer on the risk of perioperative complications：Results from multicenter phase Ⅲ trial JCOG 1109[J].Journal of Clinical Oncology，2021，39：162.

[19]杨弘，方彩燕.NEOCRTEC5010研究的过去、现在和未来[J].中华胸部外科电子杂志，2020，7（04）：233-239.

[20]Tang H，Wang H，Fang Y，et al.Neoadjuvant chemoradiotherapy versus neoadjuvant chemotherapy followed by minimally invasive esophagectomy for locally advanced esophageal squamous cell carcinoma：a prospective multicenter randomized clinical trial[J].Ann Oncol，2023，34（2）：163-172.

[21]王智，解飞，杨林琪，等.食管癌新辅助治疗的研究[J].医学信息，2022，35（08）：56-60.

[22]Li J，Ma S.History and current situation of neoadjuvant treatment for locally advanced esophageal cancer[J].Thorac Cancer，2021，12（17）：2293-2299.

[23]Hong MH，Kim H，Park SY，et al.A phase Ⅱ trial of preoperative chemoradiotherapy and pembrolizumab for locally advanced esophageal squamous cell carcinoma（ESCC）[J].Journal of Clinical Oncology，2019，37：4027.

[24]Liu J，Yang Y，Liu Z，et al.Multicenter，single-arm，phase Ⅱ trial of camrelizumab and chemotherapy as neoadjuvant treatment for locally advanced esophageal squamous cell carcinoma[J].J Immunother Cancer，2022，10（3）：e004291.

[25]Shang X，Zhao G，Liang F，et al.Safety and effectiveness of pembrolizumab combined with paclitaxel and cisplatin as neoadjuvant therapy followed by surgery for locally advanced resectable（stage Ⅲ）esophageal squamous cell carcinoma：a study protocol for a prospective，single-arm，single-center，open-label，phase-II trial（Keystone-001）[J].Ann Transl Med，2022，10（4）：229.

病例4 可手术食管癌新辅助化疗后放疗

一、病史摘要

患者男性，56岁，因"确诊'食管癌'3个月，拟行辅助放疗"入院。

现病史： 缘于2022-07-09"声嘶半个月"就诊我院查胸部CT示：①双肺上叶多发小肺大疱；②左肺上叶多发小结节，请结合临床随诊；③冠状动脉硬化；④双肾多发囊肿；⑤胸下段食管管壁增厚，考虑占位可能性大伴食管旁及上纵隔多发淋巴结肿大，建议胃镜进一步检查。胃镜检查示：食管中段早癌？食管下段癌，慢性萎缩性胃炎（C2）。活检病理（2022-07-15）示：（距门齿25cm）鳞状上皮中度异型增生；（距门齿35cm处活检）鳞状细胞癌。未行抗肿瘤治疗。此后转诊福建某医院，于2022-07-31、2022-08-19行"替雷利珠单抗200mg D1+紫杉醇210mg D2＋洛铂40mg D2，q3w"方案及化疗2周期。于2022-09-15复查胸腹部CT示：①食管下段局部管壁增厚，考虑恶性肿瘤（MT），较前相仿，请结合内镜检查；②双肺少许略小结节，较前片部分新发现，余相仿建议随诊；③双肺上叶胸膜下局限性肺气肿；④双肺少许慢性炎症及条索灶；⑤双肾多发囊肿；⑥纵隔多发小—轻度肿大淋巴结，肝门区及腹膜后稍大淋巴结，建议随诊；⑦直肠肛管交界处术后改变，请结合病史、临床；⑧盆腔多发钙化斑，请结合临床。于2022-09-19行"胸腹腔镜辅助下食管癌三野根治术"，术后病理（2022-09-26）示："食管＋部分胃切除标本"：①食管中分化鳞状细胞癌，浸润型周围大小5cm×3.2cm×1.4cm，侵及外膜层，肿瘤细胞部分凋亡，背景大量炎细胞浸润，局灶纤维化，符合化疗后改变；周围食管黏膜局灶高级别上皮内瘤变、癌变，侵及黏膜肌层；②另送"上切端"未见癌，手术标本上下切端未见癌，局灶鳞状上皮增生、乳头状增生，上切端黏膜下见平滑肌瘤样结节；胃组织切端未见癌；③未见明确脉管及神经侵犯；④区域淋巴结见癌转移（"食管旁"0/2，其中一枚淋巴结见大量角化物；"胃周"0/10，"左肺门"0/4，"左喉返神经旁"1/2，"右喉返神经旁"0/2，"1组"0/0，"2组"0/5，"3组"0/6，"左肺4"0/5，"7组"2/2，"左103"0/3，"右103"0/0，"左104"0/1，"右104"0/3，"105"0/1，"107"2/4，"108"0/7，"右110"0/1，总数：5/58）；⑤中度慢性非萎缩性胃炎，局灶肠化，中度活动性，间质淋巴组织增生。免疫组化：（16号片）CK5/6/6（+），P63（+），P40（+），P16（少量+），Ki-67（约70%+），Syn（小灶+），CgA（－），CD56（－），D2-40（淋巴管及局灶间质+），CD34（血管+）。（7号片）Desmin（+），SMA（+），CD117（散在），DOG1（少量+），CD34（血管+），SOX10（－），Ki-67（少量+）。（1号片）CK-p（角化物+）。（4、22号片）CK-p（－）。2022-09-30复查食管造影示：①食管上段癌术后改变，食管－胃吻合口通过良好；②胸腔胃。2022-10-21复查胸腹部CT示：①食管癌术后改变，双肺少许渗出性改变，较前片吸收；②双肺上叶间隔旁型肺气肿；③左肺上叶小结节，较前片相仿，建议随访；④右侧胸腔少量积液，右侧胸膜局限性增厚；⑤双肾多发囊肿；⑥肝门区及腹膜后稍大淋巴结，建议随诊；⑦直肠肛管交界处术后改变，请结合病史、临床；⑧盆腔多发钙化斑，请结合临床。今为行术后辅助放疗，再次就诊我院。

既往史： 2017因"痔疮"行手术治疗（具体不详）；2022年6月因"右外耳带状疱疹"就诊我院，经治疗后好转。

二、体格检查

T：36.5℃，P：98次/分，R：20次/分，BP：110/88mmHg，H：173cm，W：75kg，KPS：90分，NRS：0分。营养中等，神志清醒。双侧颈部、锁骨上区等全身浅表淋巴结未触及肿大。胸廓无畸形，胸腹壁见多个陈旧性手术瘢痕，瘢痕愈合良好。胸骨无压痛，双肺呼吸音清，未闻及啰音。腹部未触及肿块，肝、脾肋下未触及。

三、辅助检查

1. 血常规、肿瘤标志物、肺功能、心电图均未见明显正常。

2. 胸部CT平扫（2022-07-10） ①双肺上叶多发小肺大疱；②左肺上叶多发小结节，请结合临床随诊；③冠状动脉硬化；④双肾多发囊肿；⑤胸下段食管管壁增厚，考虑占位可能性大伴食管旁及上纵隔多发淋巴结肿大，建议胃镜进一步检查（病例4图1）。

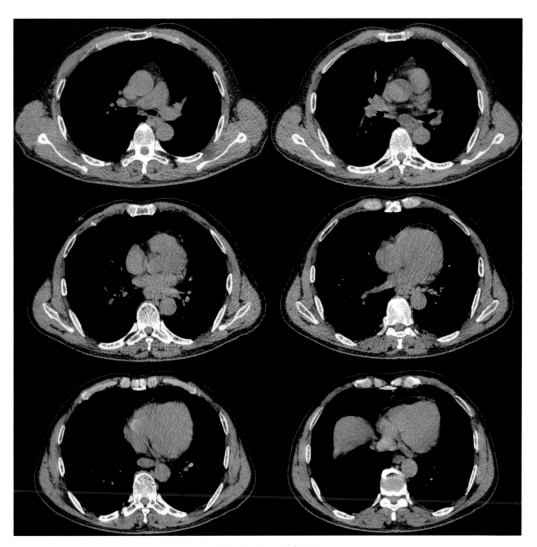

病例4图1　平扫CT

3. 纤维胃镜（2022-07-11）　食管：距门齿25～27cm食管右侧壁见一片状粗糙发红灶，予活检。距门齿29～32cm后壁侧见片状粗糙发红灶。距门齿33～39cm后壁见一环1/3周不规则隆起性病灶，中央凹陷糜烂、坏死，覆污秽苔，活检质脆，易出血；管腔狭窄，管壁僵硬，蠕动差，内镜尚可通过。镜下诊断：①食管中段早癌？②食管下段癌；③慢性萎缩性胃炎（C2）（病例4图2）。

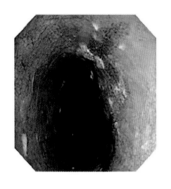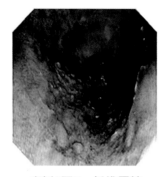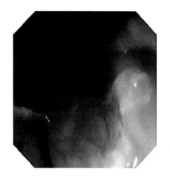

病例4图2　纤维胃镜

左：距门齿25～27cm，中间：距门齿29～32cm，右：距门齿33～39cm。

4．病理诊断（2022-07-15）　（距门齿25cm）鳞状上皮中度异型增生；（距门齿35cm处活检）鳞状细胞癌（病例4图3）。

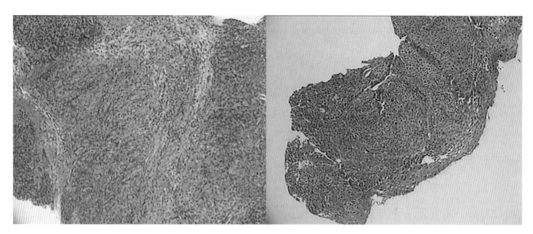

病例4图3　病理鳞状细胞癌

四、诊断及治疗原则

入院诊断：胸中下段食管中分化鳞癌伴食管旁、纵隔淋巴结多发转移新辅助化疗后术后（$ypT_3N_2M_0$ ⅢB期 G2）。有术后辅助放化疗指征，治疗方案为术后同步放化疗为主，但患者及其家属拒绝同步放化疗，遂拟予术后放疗＋序贯化疗模式治疗。

五、放射治疗

1．放疗靶区及剂量［依据《食管癌诊疗指南（2022年版）》《中国食管癌放射治疗指南（2022年版）》］　CTV包括食管癌瘤床、双侧锁骨上区及中上纵隔淋巴引流区及食管旁淋巴引流区，拟行调强放射治疗，放疗剂量：95% PCTV 50Gy/2.0Gy，每日1次，每周5次，总计25次。

2. 同步化疗方案或序贯化疗方案［依据《食管癌诊疗指南（2022年版）》］白蛋白紫杉醇260mg/m²，静脉滴注，第1天；卡铂300mg/m²，静脉滴注，第1天，每3周重复，共2~3次。

3. 放疗可能出现的副反应　①近期反应：如全身反应，乏力、食欲减退、恶心、呕吐等；放射性咽喉炎致吞咽梗阻加重、吞咽疼痛，放疗后吻合口狭窄；放射性气管炎致咳嗽、咳痰，甚至并发放射性肺炎导致发热、气促，甚至出现肺功能不全；放射性心肌炎、心包炎、冠脉损伤导致胸闷、心悸、气促等心功能不全表现，甚至出现心包积液、心脏压塞等；②远期并发症：如放射性肺纤维化、放射性心肌慢性损伤等，导致肺功能不全、吞咽障碍、慢性心功能不全等；③放化疗失败，肿瘤进展或转移等。

六、治疗经过

1. 无放化疗禁忌证，患者签署知情同意书。

2. CT模拟定位　患者完善放疗前准备后，予安排放疗前定位。体位及固定装置：采用仰卧位，双手置于身体两侧。采用热塑体膜的头颈肩膜固定。激光定位时，体中线与矢状位激光线重合，水平方向一般以腋中线为准，并利用横断面激光线使3个标记点位于同一层面（即"0"层面）。CT扫描范围及参数：扫描层厚：3mm；扫描范围：通常包含食管全段和颈胸淋巴结引流区域及上腹部。在CT定位时为了减少食物潴留的影响，CT模拟定位前禁食2小时。

3. 靶区勾画与治疗计划设计　CT模拟机扫描图像经三维重建后，将图像传输至计划系统。由临床医师勾画靶区。靶区勾画要点：①CTV：食管癌瘤床、双侧锁骨上区及中上纵隔淋巴引流区及食管旁淋巴引流区；②PCTV：在CTV三维方向外放0.6cm。

危及器官定义及限量［依据《中国食管癌放射治疗指南（2022年版）》《食管癌诊疗指南（2022年版）》］：①双肺：平均剂量≤14~16Gy，V5≤63%，V20≤28%，V30≤20%；②心脏：V30≤40%，V40≤30%；③脊髓：Dmax≤45Gy；④胃：V40≤40%，Dmax≤55~60Gy；⑤小肠：V40≤40%，Dmax≤55Gy；⑥双肾：V20≤30%；⑦肝：V30≤30%。

4. 放疗计划评价与审核　放疗处方剂量：95% PCTV 50Gy/2.0Gy，每日1次，每周5次，总计25次。靶体积内的剂量均匀度在95%～105%的等剂量线范围内，PTV：93%～107%。

实际计划评估：99.24% PCTV体积接受95%处方剂量。靶体积内的剂量均匀度符合要求。

危及器官评估受量为：脊髓最大剂量4225.7cGy，心脏平均剂量2793.7cGy，心脏V30＝35.62%，V40≤18.54%；右肺平均剂量1141.6cGy，右肺V20＝20.31%，左肺平均剂量1149cGy，左肺V20＝19.08%；肝：V30≤0.33%；残胃V40≤32.14%，Dmax≤5501.6cGy。（放疗靶区及计划见病例4图4）。

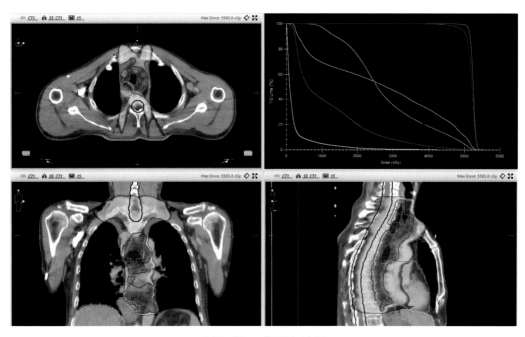

病例4图4　靶区与计划

5. 放疗计划实施　患者于2022-11-11开始在医科达Synergy直线加速器实施精确放疗（IMRT），每日1次。于2022-12-29放疗结束，放疗过程中治疗顺利。患者于2023-01-20复查颈胸腹部CT示：①原食管癌术后改变，与2022-11-03旧片比较，大致相仿；②上纵隔气管右侧旁小结节，考虑肿大淋巴结，较前大致相仿；③右肺上叶少许炎症，右肺上叶及双肺下叶纤维性或陈旧性病变；④左肺上叶类结节，右侧胸膜增厚；双肾多发囊肿；较前均大致相仿（病例4图5）。

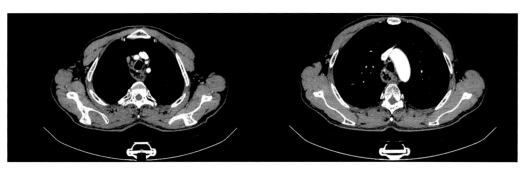

病例4图5　复查CT

6. 化疗情况　放疗结束后于2023-01-19行TP方案术后第1周期辅助化疗,具体方案"(KPS 90分 BSA 1.83m²)白蛋白紫杉醇400mg静脉滴注D1+卡铂400mg静脉滴注D1,q3w。治疗后出现骨髓抑制,予尤尼芬(注射用重组人粒细胞巨噬细胞刺激因子)升白细胞处理。后于2023-02-12、2023-3-5、2023-3-27续用外院TP联合替雷利珠单抗方案行术后第2、第3周期辅助治疗,考虑术后第1周期化疗后出现骨髓抑制,予酌情减量,具体方案"白蛋白紫杉醇300mg静脉滴注D1+卡铂400mg静脉滴注D1+替雷利珠单抗200mg D1静脉滴注,q3w"。期间出现Ⅱ°骨髓抑制(IRTOG标准),予"尤尼芬300μg皮下注射qd"对症处理后好转。

7. 治疗评价　治疗后1个月复查:2022-03-27复查甲状腺功能三项、皮质醇、肿瘤标志物、SCC未见异常。影像、血常规均正常。根据RECIST 1.1标准,肿瘤疗效评价完全缓解(complete remission,CR)。

七、随访与转归

患者定期复查。均无复发及转移征象,病情稳定。

八、治疗体会与知识要点

患者系食管鳞癌新辅助化疗后术后,肿瘤侵犯外膜层,共有5/58枚区域淋巴结转移,参照《中国食管癌放射治疗指南(2022年版)》[1]《食管癌诊疗指南(2022年版)》[2],有术后辅助放化疗指征,治疗方案为术后同步放化疗为主,但患者及其家属拒绝同步放化疗,遂拟予术后放疗+序贯化疗模式治疗。

食管癌(esophageal cancer,EC)是我国的高发恶性肿瘤,其发病率和死亡率在恶性肿瘤中居于前五。尽管食管癌的诊断和治疗技术不断进步,治疗模式不断丰富,但患者5年总体生存率仍不到30%[3]。放疗在食管癌综合治疗中发挥着重要作用[4]。基于多学科团队（multi-disciplinary team，MDT）的规范诊疗是提高食管癌疗效的基础，国内外多个治疗指南均已达成共识，如NCCN指南[5]、国内的CSCO指南[6]、《中国食管癌放射治疗指南（2022年版）》[1]及《食管癌诊疗指南（2022年版）》[2]等。对于可手术局部晚期食管癌，新辅助放化疗后手术是标准治疗方案；对于不可手术的局部晚期食管癌，同步放化疗是唯一根治性方案；术后辅助放疗对于经过选择的病例可提高局部控制率和生存率[1, 2, 4, 5]。

CROSS研究[7]和NEOCRTEC5010研究[8]奠定了新辅助放化疗（neoadjuvant chemoradiotherapy，nCRT）联合食管切除术在局部进展期EC患者的标准治疗地位，国内外指南均作为Ⅰ类推荐指导临床应用。CROSS研究和NEO-CRTEC5010研究长期随访数据显示，针对局部进展期EC患者，无论鳞癌还是腺癌，均能带来长期生存获益[9, 10]。因此，nCRT联合食管切除术是可手术切除食管癌新辅助治疗的首选模式。

随着化疗方案的不断开发以及免疫治疗的不断普及和探索，新辅助化疗或新辅助化疗＋免疫治疗在食管癌新辅助治疗的权重日益提升[11]。美国国家综合癌症网络（national comprehensive cancer network，NCCN）指南推荐可切除的胸中段食管癌cT_3-T_{4a} any N可行术前新辅助放化疗或新辅助化疗[5]。《CSCO食管癌诊疗指南（2022）》针对cT_{1b}-cT_2N+或cT_3-cT_{4a} any N（胸段食管癌）的Ⅰ级推荐在既往"新辅助同步放化疗+食管切除术（1A类）"基础上增加了"新辅助化疗＋食管切除术（1A类）"[6]。然而，前瞻性随机对照试验及Meta分析均已证实，nCRT比新辅助化疗具有更高的病理完全缓解率（pathologic complete response，pCR），且pCR率与食管癌的预后显著相关[12, 13]。因此，接受新辅助化疗的食管癌患者，应在术后接受辅助放疗以进一步提高疗效，延长总生存时间。

在新辅助化疗的基础上，增加免疫治疗可望进一步提高食管癌新辅助治疗的pCR率[14]。但从荟萃分析结果看，新辅助化疗联合免疫的PCR率并未超过新辅助放化疗（CROSS研究中鳞癌PCR率为49%、NEOCRTEC5010研究中PCR率为43%）[15]。而PALACE-1研究采用帕博利珠单抗联合放化疗治疗局部晚期可切除食管鳞癌，20例患者新辅助治疗后手术率为90%，pCR率高达55.6%，超过了经典的CROSS和NEOCRTEC5010研究[16]，提示nCRT联合免疫治疗具有一定发展前景。

术后经病理学评估为非根治性切除（R1或R2）具有术后放疗绝对指征。NCCN指南并未推荐食管鳞癌根治术后R0切除患者辅助治疗，但根据国际上特别是国内大宗病例报道的复发率、前瞻性分层研究和大样本病例的回顾性分析结果，对于淋巴结阳性和（或）$pT_{3~4a}N_0$期食管癌推荐行术后放疗或放化疗，高危pT_2N_0腺癌推荐术后化疗[1]。在临床实践中，肿瘤局部复发和区域淋巴结复发是重要的失败模式，对于R0切除，但具有高危因素的食管癌，特别是（y）pT_4NanyM_0，推荐给予术后辅助同步放化疗[2]。根据《中国食管癌放射治疗指南2022版》术后放化疗指征：①未接受过术前放化疗的R1、R2切除者；②腺癌患者，未接受过术前放化疗，R0切除的N+者，或高危pT_2N_0、$pT_{3～4a}N_0$者；③鳞癌患者，未接受过术前放化疗，R0切除的N+者，或$pT_{3～4a}N_0$者。

食管癌术后放疗靶区勾画尚无统一共识。推荐采用《中国食管癌放射治疗指南（2022年版）》《食管癌诊疗指南（2022年版）》进行靶区设计以确保不同研究中心靶区勾画一致性。原发于颈段或上段食管癌，或切缘距肿瘤≤3cm；术后放疗需包括吻合口。对于R1或R2切除后，应根据肿瘤残存及淋巴结转移情况设置GTV及GTVnd，GTV包括残留的原发肿瘤、切缘阳性的吻合口，GTVnd包括残留的淋巴结。根据《食管癌诊疗指南（2022年版）》推荐，食管癌CTV设置如下：①颈段/胸上段食管癌：包括GTV＋GTVnd（如有），吻合口、1、2、4、7淋巴结引流区。颈段可不包括7区。T_{4b}需包括瘤床；②胸中段食管癌：包括GTV＋GTVnd（如有），1、2、4、7、部分8淋巴结引流区。根据病理学结果酌情包括15、16、17、20淋巴结引流区。T_{4b}需包括瘤床；③胸下段食管癌/SiewertⅠ/SiewertⅡ型食管胃交界癌：包括GTV＋GTVnd（如有），1、2、4、7、8、15、16、17、20淋巴结引流区。T_{4b}需包括瘤床。

由于新辅助化疗对食管癌具有降期作用，10%～15%患者出现pCR，40%～50%患者出现ORR，因此，基于新辅助化疗［和（或）免疫治疗］术后病理分期确定术后辅助放疗指征并不一定准确。此时，应在肿瘤外科、肿瘤内科、放疗科、影像科、病理科等多学科讨论后确定下一步治疗计划。对于术前影像学诊断cT_3/T_4NanyM_0食管癌，应在权衡治疗获益和患者治疗意愿等前提下，推荐术后辅助放疗。

目前国际上尚无专门针对新辅助化疗的放疗靶区规定，建议依据根治性放疗累及野照射原则及《食管癌诊疗指南（2022年版）》推荐术后放疗靶区勾画原则。勾画靶区时需考虑吻合口的位置，应尽量避免吻合口位于照射野内，从而降低吻合口瘘发生率[1, 17]。

食管癌术后放疗剂量推荐[1, 2, 6]：R1/R2术后辅助放疗50～60Gy，常规分割。辅助同步放化疗50.4Gy。R0术后辅助放（化）疗45～50.4Gy，常规分割。

术后复发转移是食管癌预后不佳的主要原因，因此，食管鳞癌术后随访监测非常重要，可早期发现和治疗肿瘤复发转移，提高患者生活质量，改善患者预后。所有患者初始治疗完成后，前2年内每3个月安排一次肿瘤随访，此后每6个月随访一次，治疗结束5年后每年随访一次。前2年每3～4个月进行一次体格检查、胸部以及上腹部增强CT扫描，必要时予脑增强MRI、骨显像检查，第3～第5年每6个月进行一次，第5年后每年进行一次。随访形式包括：查阅病历资料、门诊随访、电话随访等。随访评估包括病史、体格检查和影像学检查。

（病例提供者：陈辉林　谢志原　吴淑婷　安溪县医院）

参考文献

[1]中国医师协会放射肿瘤治疗医师分会，中华医学会放射肿瘤治疗学分会，中国抗癌协会肿瘤放射治疗专业委员会.中国食管癌放射治疗指南（2022年版）[J].国际肿瘤学杂志，2022，49（11）：641-657.

[2]中华人民共和国国家卫生健康委员会医政医管局.食管癌诊疗指南（2022年版）[J].中华消化外科杂志，2022，21（10）：1247-1268.

[3]Sung H，Ferlay J，Siegel RL，et al.Global Cancer Statistics 2020：GLOBOCAN Estimates of Incidence and Mortality Worldwide for 36 Cancers in 185 Countries[J]，2021，71（3）：209-249.

[4]张萍，苏王.《NCCN食管和食管胃结合部癌临床实践指南（2023 V1版）》更新解读[J].中国胸心血管外科临床杂志，2023，30（7）：939-944.

[5]The NCCN esophageal and esophagogastric junction cancers clinical practice guidelines in oncology（version 1.2023）[EB/OL].http：//www.nccn.org/professionals/physician_gls/f_guidelines.asp.

[6]中国临床肿瘤学会（CSCO）.食管癌诊疗指南[M].北京：人民卫生出版社，2022.

[7]Shapiro J，Van Lanschot JJB，Hulshof M，et al.Neoadjuvant chemoradiotherapy plus surgery versus surgery alone for oesophageal or junctional cancer（CROSS）：long-term results of a randomised controlled trial[J].Lancet Oncol，2015，16（9）：1090-1098.

[8]Yang H，Liu H，Chen Y，et al.Neoadjuvant Chemoradiotherapy Followed by Surgery Versus Surgery Alone for Locally Advanced Squamous Cell Carcinoma of the Esophagus（NEOCRTEC5010）：A Phase III Multicenter，Randomized，Open-Label Clinical Trial[J].J Clin Oncol，2018，36（27）：2796-2803.

[9]Eyck BM，Van Lanschot JJB，Hulshof M，et al.Ten-Year Outcome of Neoadjuvant

Chemoradiotherapy Plus Surgery for Esophageal Cancer：The Randomized Controlled CROSS Trial[J].J Clin Oncol，2021，39（18）：1995-2004.

[10]Yang H，Liu H，Chen Y，et al.Long-term Efficacy of Neoadjuvant Chemoradiotherapy Plus Surgery for the Treatment of Locally Advanced Esophageal Squamous Cell Carcinoma：The NEOCRTEC5010 Randomized Clinical Trial[J].JAMA Surg，2021，156（8）：721-729.

[11]Leng XF，Daiko H，Han YT，et al.Optimal preoperative neoadjuvant therapy for resectable locally advanced esophageal squamous cell carcinoma[J].Ann N Y Acad Sci，2020，1482（1）：213-224.

[12]Soror T，Kho G，Zhao KL，et al.Impact of pathological complete response following neoadjuvant chemoradiotherapy in esophageal cancer[J].J Thorac Dis，2018，10（7）：4069-4076.

[13]Wan T，Zhang XF，Liang C，et al.The Prognostic Value of a Pathologic Complete Response After Neoadjuvant Therapy for Digestive Cancer：Systematic Review and Meta-Analysis of 21 Studies[J].Ann Surg Oncol，2019，26（5）：1412-1420.

[14]Shang X，Zhao G，Liang F，et al.Safety and effectiveness of pembrolizumab combined with paclitaxel and cisplatin as neoadjuvant therapy followed by surgery for locally advanced resectable（stage Ⅲ）esophageal squamous cell carcinoma：a study protocol for a prospective，single-arm，single-center，open-label，phase-Ⅱ trial（Keystone-001）[J].Ann Transl Med，2022，10（4）：229.

[15]Ge F，Huo Z，Cai X，et al.Evaluation of Clinical and Safety Outcomes of Neoadjuvant Immunotherapy Combined With Chemotherapy for Patients With Resectable Esophageal Cancer：A Systematic Review and Meta-analysis[J].JAMA Netw Open，2022，5（11）：e2239778.

[16]Li C，Zhao S，Zheng Y，et al.Preoperative pembrolizumab combined with chemoradiotherapy for oesophageal squamous cell carcinoma（PALACE-1）[J].Eur J Cancer，2021，144（6）：232-241.

[17]国家癌症中心，国家肿瘤质控中心食管癌质控专家委员会.中国食管癌规范诊疗质量控制指标（2022版）[J].中华肿瘤杂志，2022，44（12）：1242-1248.

病例5 可手术食管癌完全切除后

一、病史摘要

患者男性，75岁，主诉："'食管鳞癌'术后近1个月"于2017-03-19入院。

现病史：患者两个月余前无明显诱因出现进行性吞咽困难。2017-02-05于长乐某医院消化内科门诊行电子胃镜检查提示："食管癌"，病理："鳞状细胞癌"，转诊我院，CT平扫＋增强：胸中下段食管占位，考虑食管癌。2017-02-22上消化道数字（数字胃肠）造影摄片：食管中下段癌，胃炎。于2017-02-24全身麻醉下行"胸腔镜下食管癌根治术（三切口）"，术后病理：（食管＋部分胃切除标本）食管髓质型高-中分化鳞状细胞癌，肿瘤大小4.6cm×2.5cm×1.1cm，伴坏死，侵及食管外膜层，伴查见神经侵犯及脉管内癌栓形成。食管旁LN（0/2）未见转移癌。胃食管交界处、胃下切端、食管上切端未见肿瘤累及。（淋巴结）小弯侧LN（1/3）查见转移癌；大弯侧LN（0/5）及左喉返N旁淋巴结（0/1）、右喉返N旁淋巴结（0/1）未见癌转移；另送胃大弯处小结节镜下为淋巴结（0/1）未见转移癌。我科会诊后考虑有术后放疗指征转诊我科，门诊以"食管癌术后"于2017-03-19收住入院。发病以来，精神、睡眠、食欲良好、大、小便正常，体力无明显下降，体重下降3kg。

既往史：10年余前当地医院行"阑尾切除术"，术后恢复良好。

二、体格检查

T：36.5℃，P：90次/分，R：20次/分，BP：98/74mmHg，H：160cm，W：63kg，KPS：80分，NRS：0分。营养中等，神志清楚，生命征平稳，颈部、锁骨上等浅表淋巴结未扪及明显肿大。左颈根部、右胸壁、中上腹见手术瘢痕。双肺未闻及干湿性啰音，无胸膜摩擦音，心律齐，未闻及杂音。腹平软，全腹无压痛、反跳痛，肠鸣音正常。

三、辅助检查

1. 血常规、肿瘤标志物、心电图均正常。肺功能检查：中度限制性通气功能障碍；肺弥散功能无法检出。

2．术后病理（2017-03-03）　（食管＋部分胃切除标本）食管髓质型高-中分化鳞状细胞癌，肿瘤大小4.6cm×2.5cm×1.1cm，伴坏死，侵及食管外膜层，伴查见神经侵犯及脉管内癌栓形成。食管旁LN（0/2）未见转移癌。胃食管交界处、胃下切端、食管上切端未见肿瘤累及。（淋巴结）小弯侧LN（1/3）查见转移癌；大弯侧LN（0/5）及左喉返N旁淋巴结（0/1）、右喉返N旁淋巴结（0/1）未见癌转移（病例5图1）。

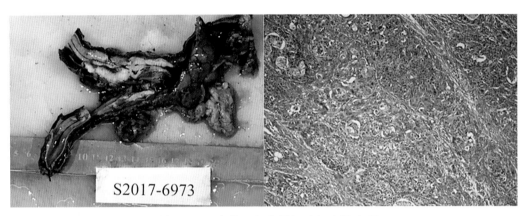

病例5图1　食管＋部分胃切除标本及病理

3．上腹部＋胸部纵隔（CT平扫＋增强）（2017-02-21）　胸中下段食管占位，考虑食管癌（病例5图2）。

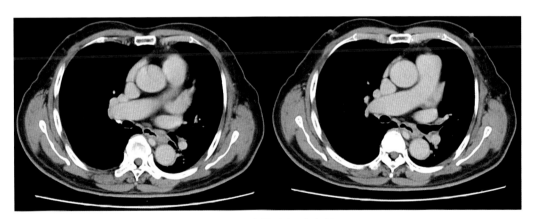

病例5图2　食管癌根治术前CT

4．胸部纵隔CT平扫＋增强（2017-03-20）　食管癌术后改变，未见明显复发征象（病例5图3）。

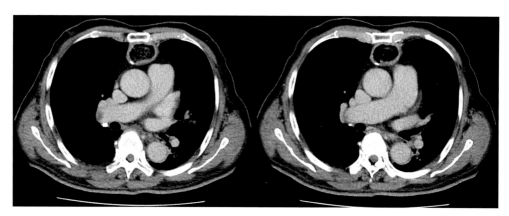

病例5图3　放疗前胸部纵隔增CT

四、诊断及治疗原则

诊断：胸中段食管鳞癌术后（$pT_3N_1M_0G_2$中段ⅢB期）。存在T_3和N_1故有术后放疗指征。患者年龄大，可行单纯术后放疗。

五、放射治疗

1. 放疗固定模制作　食管癌CT模拟定位：通常情况下，为避免造影剂可能导致的恶心、呕吐，定位前患者需空腹2小时。术后残胃位于纵隔的患者，不要充盈胃，以胃内无内容物时定位为佳，放疗时亦如此。患者完善放疗前准备后，采用仰卧位，双手置于身体两侧。采用热塑体膜的颈胸膜固定。

2. CT模拟定位　于2017-03-21行CT模拟定位。于飞利浦16层大孔径螺旋CT模拟机上进行CT模拟定位：CT定位标记点放置：头脚方向一般靠近肿瘤区几何中心处，尽量靠近肿瘤靶区；体中线与矢状位激光线重合，水平方向一般以腋中线为准，并利用横断面激光线使3个标记点位于同一层面（即"0"层面）。CT扫描范围及参数：扫描层厚3mm，层距3mm；扫描范围：C1-肝下缘，通常包含食管全段和颈胸腹淋巴结转移区域。

3. 放疗靶区　CTV：高危淋巴引流区104、105、106、107。拟行调强放射治疗。PTV：根据实际摆位误差决定，一般在CTV的基础上三维外扩0.5cm形成，头颈肩网罩固定的颈段或胸上段食管癌可外扩0.3cm。

4. 放疗剂量　术后放疗剂量：95% PCTV 50Gy/2.0Gy，每日1次，每周5次，总计25次。正常组织限量：①双肺：平均剂量≤14～16Gy，V5≤63%，V20≤28%，V30≤20%；②心脏：V30≤40%，V40≤30%；③脊髓：Dmax≤45Gy；④胃：

V40≤40%，Dmax≤55～60Gy；⑤小肠：V40≤40%，Dmax≤55Gy；⑥双肾：V20≤30%；⑦肝：V30≤30%。

5. 放疗技术　采用IGRT。

CT模拟机扫描图像经三维重建后，将图像传输至医科达Monaco计划系统。由临床医师勾画靶区。靶区勾画要点：①CTV包括104、105、106、107组；②PTV：在CTV三维方向外放0.5cm。

危及器官定义及限量［依据《中国食管癌放射治疗指南（2022年版）》《食管癌诊疗指南（2022年版）》］：①双肺：平均剂量≤14～16Gy，V5≤63%，V20≤28%，V30≤20%；②心脏：V30≤40%，V40≤30%；③脊髓：Dmax≤45Gy；④胃：V40≤40%，Dmax≤55～60Gy；⑤小肠：V40≤40%，Dmax≤55Gy；⑥双肾：V20≤30%；⑦肝：V30≤30%。

6. 放疗计划评价与审核　放疗处方剂量：95% PCTV 50Gy/2.0Gy，每日1次，每周5次，总计30次。靶体积内的剂量均匀度为95%～105%的等剂量线范围内，PTV：93%～107%。

实际计划评估：100% PCTV体积接受95%处方剂量。靶体积内的剂量均匀度符合要求。

危及器官评估受量为：脊髓最大剂量3873cGy，心脏平均剂量2731cGy，心脏V30＝15.3%；右肺平均剂量814cGy，右肺V20＝8.12%，左肺平均剂量1167cGy，左肺V20＝16.8%（放疗靶区见病例5图4）。

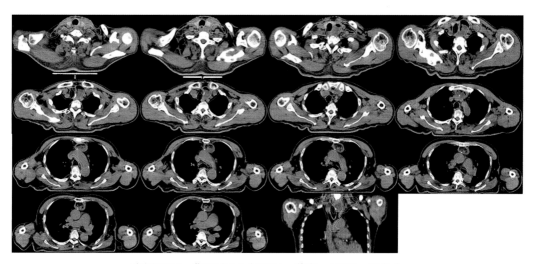

病例5图4　靶区勾画（CTV：黄色，PTV：绿色）

六、治疗经过

患者于2017-03-27开始在Varian Trilogy 5918直线加速器实施精确放疗，每日1次。其后复查无异常。

七、随访与转归

患者定期复查。癌灶均无复发及转移征象，病情稳定。

八、治疗体会与知识要点

本例患者胸中段食管鳞癌三切口术后（$pT_3N_1M_0G_2$中段ⅢB期），存在T_3和N_1故有术后放疗指征。患者年龄大，故行单纯术后放疗。该患者术后残胃位于纵隔，故定位时空腹，不充盈胃，放疗时亦如此，减少了胸腔胃受照射体积，减少了放疗反应。R0切除后，术后主要照射双侧锁骨上区及上纵隔淋巴结引流区，无高危因素，故无须对瘤床进行照射。

食管癌是我国的高发恶性肿瘤，发病率和病死率分居第六和第五位[1]。对于可手术局部晚期食管癌，新辅助放化疗后手术是标准治疗方案；对于不可手术的局部晚期食管癌，同步放化疗是唯一根治性方案；术后辅助放疗对于经过选择的病例可以提高局部控制率和生存率[2, 7]。

食管癌术后局部复发率仍高达41.5%～49.0%，术后放疗单独应用或联合化疗可提高局部区域控制率，理论上可改善患者总生存期（OS）[3]；一项Ⅲ期临床研究提示PORT/POCRT（尤其是POCRT）可显著改善ⅡB～Ⅲ期食管鳞癌的无病生存期（DFS）和OS[4, 15]；NCCN指南不推荐食管鳞癌根治术后R0切除患者辅助治疗，但根据国际上特别是国内大宗病例报道的复发率、前瞻性分层研究和大样本病例的回顾性分析结果，对于淋巴结阳性和（或）$pT_{3～4a}N_0$期食管癌推荐行术后放疗或放化疗，高危pT_2N_0腺癌推荐术后化疗。术后放疗GTV及GTVnd：R1或R2切除后，GTV包括残留的原发肿瘤、切缘阳性的吻合口，GTVnd包括残留的淋巴结。CTV：主要照射高危淋巴结引流区，如肿瘤侵犯外膜、低分化癌、神经侵犯、脉管癌栓等高危因素，可考虑照射瘤床区域。CTV包括双侧锁骨上区及上纵隔区，即104、105、106、107组，如果下段食管癌且淋巴结转移≥3枚，采用单一放疗时，建议包括以下淋巴结区：104、105、106、107及腹部1、2、3、7组。如果为颈段、胸上段食管癌或上切缘≤3cm者，建议包括吻合口（2B类证据）[2, 8, 10-14]。

当前推荐食管癌R1/R2术后辅助放疗50～60Gy，常规分割。辅助同步放化疗50～50.4Gy。R0术后放疗45～50.4Gy[5, 6, 9]。

对于术后放疗的患者射野时应尽量避免穿过胸腔胃，如果无法避免穿过胸腔胃则应尽量减少穿过胸腔胃射野的权重[2]。

食管癌放疗过程中常见并发症有放射性食管炎、肺炎、心脏损伤和骨髓抑制，随着放疗技术快速发展，精确放疗的实施脊髓损伤极少发生。放射性食管炎通常放疗2～3周出现，治疗原则主要为消炎、止痛、修复损伤食管黏膜及营养支持治疗；放射性肺炎重在预防，尽可能精确靶区勾画，优化计划降低正常肺组织照射剂量及体积，治疗上应尽早、足量、足疗程使用糖皮质激素，临床症状好转后逐渐减量停用[2, 7]。

对于食管癌术后放疗病患，推荐治疗结束后1～2年每3个月复查一次，2～5年每6个月复查一次，5年后每年复查一次。建议复查内容包含问诊、体格检查及相关辅助检查[2, 7]。

（病例提供者：李建雄　解放军总医院第五医学中心

柯春林　福建医科大学附属第一医院）

参考文献

[1]Rongshou Zheng，Siwei Zhang，Hongmei Zeng，et al.Cancer incidence and mortality in China，2016[J].Journal of the National Cancer Center，2022，2：1–9.

[2]中国医师协会放射肿瘤治疗医师分会，中华医学会放射肿瘤治疗学分会，中国抗癌协会肿瘤放射治疗专业委员会.中国食管癌放射治疗指南（2022年版）[J].国际肿瘤学杂志，2022，49（11）：641–657.DOI：10.3760/cma.j.cn371439–20221011–00129.

[3]康静静，惠周光.食管癌术后放疗研究现状[J].临床外科杂志，2016，24（7）：562–565.DOI：10.3969/j.issn.1005–6483.2016.07.026.

[4]Ni W，Yu S，Xiao Z，et al.Postoperative Adjuvant Therapy Versus Surgery Alone for Stage ⅡB–Ⅲ Esophageal Squamous Cell Carcinoma：A Phase Ⅲ Randomized Controlled Trial[J].Oncologist，2021，26（12）：e2151–e2160.doi：10.1002/onco.13914.Epub 2021 Aug 19.PMID：34309117；PMCID：PMC8649038.

[5]Xu Y，Dong B，Zhu W，et al.A Phase Ⅲ Multicenter Randomized Clinical Trial of 60Gy

versus 50Gy Radiation Dose in Concurrent Chemoradiotherapy for Inoperable Esophageal Squamous Cell Carcinoma[J].Clin Cancer Res，2022，28（9）：1792-1799.doi：10.1158/1078-0432.CCR-21-3843.PMID：35190815.

[6]Hulshof MCCM，Geijsen ED，Rozema T，et al.Randomized Study on Dose Escalation in Definitive Chemoradiation for Patients With Locally Advanced Esophageal Cancer（ARTDECO Study）[J].J Clin Oncol，2021，39（25）：2816-2824.doi：10.1200/JCO.20.03697.Epub 2021 Jun 8.PMID：34101496.

[7]中华人民共和国国家卫生健康委员会医政医管局.食管癌诊疗指南（2022年版）[J].中华消化外科杂志，2022，21（10）：1247-1268.DOI：10.3760/cma.j.cn115610-20220726-00433.

[8]Ajani JA，D'Amico TA，Bentrem DJ，et al.食管癌和食管胃结合部癌，2.2023版，NCCN肿瘤学临床实践指南[J].国家综合癌症网络杂志，2023，21（4）：393-422.

[9]徐裕金，朱卫国，Liao Zhongxing，等.同步放化疗60Gy对比50Gy剂量治疗不可手术食管鳞状细胞癌的多中心随机对照研究[J].中华医学杂志，2020，100（23）：1783-1788.DOI：10.3760/cma.j.cn112137-20200303-00574.

[10]Huang W，Huang Y，Sun J，et al.Atlas of the thoracic lymph nodal delineation and recommendations for lymph nodal CTV of esophageal squamous cell cancer in radiation therapy from China[J].Radiother Oncol，2015，116（1）：100-106.doi：10.1016/j.radonc.2015.06.024.Epub 2015 Jun 30.PMID：26142269.

[11]Huang W，Li B，Gong H，et al.Pattern of lymph node metastases and its implication in radiotherapeutic clinical target volume in patients with thoracic esophageal squamous cell carcinoma：A report of 1077 cases[J].Radiother Oncol，2010，95（2）：229-233.doi：10.1016/j.radonc.2010.01.006.Epub 2010 Feb 25.PMID：20189259.

[12]Cheng J，Kong L，Huang W，et al.Explore the radiotherapeutic clinical target volume delineation for thoracic esophageal squamous cell carcinoma from the pattern of lymphatic metastases[J].J Thorac Oncol，2013，8（3）：359-365.doi：10.1097/JTO.0b013e31827e1f6d.PMID：23263689.

[13]Dong Y，Guan H，Huang W，et al.Precise delineation of clinical target volume for crossing-segments thoracic esophageal squamous cell carcinoma based on the pattern of lymph node metastases[J].J Thorac Dis，2015，7（12）：2313-2320.doi：10.3978/j.issn.2072-1439.2015.12.10.PMID：26793353；PMCID：PMC4703650.

[14]Huang L，Chen C，Lin M，et al.Understanding the pattern of lymph node metastasis for trans-segmental thoracic esophageal cancer to develop precise delineation of clinical target volume for radiotherapy[J].Ann Palliat Med，2020，9（3）：788-794.doi：10.21037/apm.2020.04.10.Epub 2020 Apr 21.PMID：32389008.

[15]Xu Y，Liu J，Du X，et al.Prognostic impact of postoperative radiation in patients undergoing radical esophagectomy for pathologic lymph node positive esophageal cancer[J].Radiat Oncol，2013，8（1）：116.doi：10.1186/1748-717X-8-116. PMID：23656920；PMCID：PMC3671214.

病例6 可手术食管癌术后残留

一、病史摘要

患者女性，67岁，主诉：进食哽噎感伴吞咽疼痛1个月。

现病史：患者缘于1个月前无明显诱因出现进食哽噎感，尤以进食干硬食物为著，伴吞咽疼痛，可耐受，无其他不适。1周前就诊于当地医院，电子胃镜检查示：距门齿26~32cm见肿物突向管腔内生长，表面凹陷糜烂，上覆污苔，距门齿40cm达贲门，活检病理结果：（食管）鳞状细胞癌。患者为求进一步诊治收住我科。患者自发病以来，精神尚可，睡眠尚可，饮食减少，大小便正常，体重无明显变化。

既往史：否认高血压、冠心病、糖尿病、肺结核病史。

二、体格检查

KPS：90分。营养中等，无异常面容。自主体位，神清语利，全身皮肤黏膜及巩膜无黄染，全身浅表淋巴结未触及肿大。双肺呼吸音清，未闻及明显干湿性啰音。心率80次/分，律齐，各瓣膜区未及病理性杂音。腹软平坦，无压痛及反跳痛，肝肋下未触及，肠鸣音正常存在。双下肢无水肿。

三、辅助检查

1. 食管造影 胸中段食管（平$T_{6~8}$）示长约5.0cm管腔不规则狭窄及充盈缺损，狭窄横径宽约0.9cm，该区黏膜中断，蠕动消失，造影剂通过缓慢。结论：结合临床考虑食管癌（病例6图1）。

2. 胸部＋上腹部增强CT 胸中段食管管壁增厚，较厚处约0.8cm，增强扫描不均匀强化，符合食管癌；病变周围、双侧气管食管沟旁及纵隔5区稍大淋巴结，建议观察；右肺微小结节，建议复查；左肺纤维灶；双侧胸腔少许积液；肝右叶钙化灶，肝左叶血管瘤；胆囊炎；双侧上颌窦炎，右侧上颌窦囊肿；多发椎体血管瘤（病例6图2）。

3. 电子胃镜 距门齿26~32cm见肿物突向管腔内生长，表面凹陷糜烂，上覆污苔，距门齿40cm达贲门（病例6图3），活检病理结果：（食管）鳞状细胞癌。

4. 病理　（食管）中分化鳞状细胞癌，PD-L1（22C3），CPS<2。

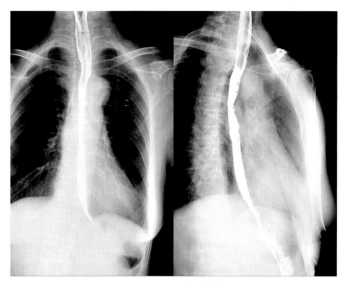

病例6图1　食管造影

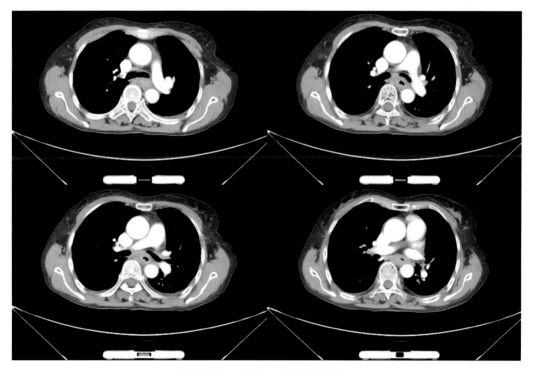

病例6图2　胸部＋上腹部增强CT

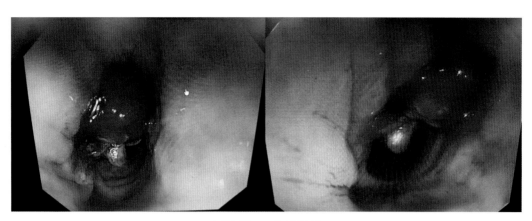

病例6图3 电子胃镜

四、诊断及治疗原则

诊断：胸中段食管鳞癌（$cT_3N_0M_0$ Ⅱ期，AJCC第八版），系局部晚期病变，直接手术困难，因此给予新辅助放化疗，新辅助治疗结束后除外手术禁忌后行食管癌根治术。

五、放射治疗

1. 放疗固定模制作　中、下段及食管胃交界癌采用体膜固定。考虑到该患者为食管病变位于胸中段，给予胸膜固定，双手上举，交叉抱肘，置于前额。

2. 放疗CT扫描　CT扫描具体方法同前。简述如下：体表中心点位置设在双侧乳头连线平坦部位，前正中、双侧腋中线水平；扫描范围颅底—L_3水平；扫描层厚3mm。增强扫描，碘对比剂流速为2ml/s，总剂量92ml，延迟时间为50秒。

3. 放疗靶区　肿瘤靶区（GTV）定义为以影像学和内镜可见的肿瘤长度。纵隔转移淋巴结GTVnd定义为CT显示肿大淋巴结［如肿大淋巴结远离原发病灶或（和）触诊可确定的转移淋巴结部位如锁骨上淋巴结、气管旁淋巴结等］。CTV为食管肿瘤GTV基础上上下各扩2～3cm、周围扩大0.5cm且不超过血管等解剖屏障，颈段、胸上段癌包含颈段食管旁、锁骨上区、2区、3P区、4区、7区等相应淋巴引流区，胸下段包含8区、胃周及腹腔干等相应淋巴引流区。

4. 放疗剂量　95% CTV 41.4Gy/23F。

5. 放疗技术　采用IGRT。

064

六、治疗经过

1. 放化疗同步治疗　具体方案为GTV为食管病变，上下外扩3cm，轴向外扩0.6cm形成CTV，CTV外扩0.8cm，邻近解剖结构适当修回形成PTV，处方剂量41.4Gy/23次，1.8Gy/次，同期化疗方案为白蛋白紫杉醇（200mg D1，100mg D8）联合卡铂（300mg D2）治疗2周期，第2周期化疗前因白细胞及血小板减少未行第8天白蛋白紫杉醇。

2. 治疗结束后复查疗效评估　PR（病例6图4）。休息4周后复查胸腹部强化CT：胸中段食管管壁增厚，较厚处约0.8cm，增强扫描不均匀强化，淋巴结较前无明显变化。完善血液学常规化验无明显手术禁忌，左心功能测定左室射血分数63%，肺功能：肺通气功能和弥散功能均正常。2022-05-26全身麻醉下行经左胸左颈食管癌根治术＋胸导管结扎术＋锁骨下静脉置管术，术后病理示（病例6图5）：（食管肿瘤贲门及胃左）浅表糜烂型中分化鳞状细胞癌，癌组织呈治疗后改变肿瘤退缩分级TRG 1级（AJCC分级），侵犯黏膜肌层，未侵犯黏膜下层，未见明确神经及脉管侵犯。"上"、下切线及食管周切缘未见癌。区域淋巴结状态：食管贲门周（0/5）、"106组"（0/1）、"107组"（0/3）、"108组"（0/1）、"109组"（0/2）、"110组"（0/1）、"胃2组"（0/2）、"胃7组"（0/2）。

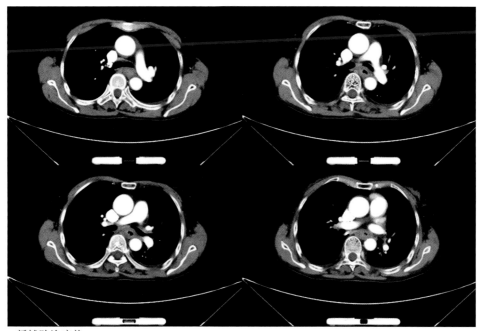

新辅助治疗前

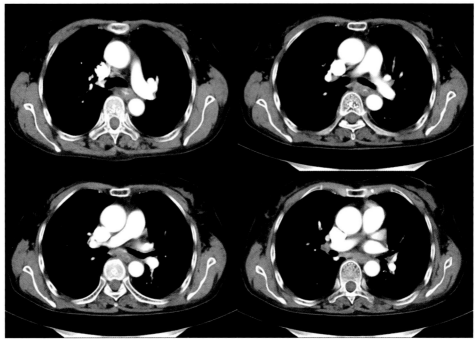

新辅助治疗后手术前

病例6图4　新辅助治疗前后对比

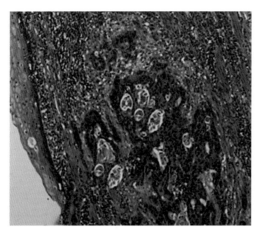

病例6图5　术后病理

七、随访与转归

患者为胸中段食管鳞癌（Ⅱ期，$cT_3N_0M_0$），给予新辅助放化疗后6周，疗效评估：PR，除外手术禁忌后行食管癌根治术，术后病理提示癌组织呈治疗后改变肿瘤退缩分级TRG1级（AJCC分级），侵犯黏膜肌层，达到新辅助治疗肿瘤降期。

八、治疗体会与知识要点

　　该例患者为老年女性，慢性起病，症状典型，结合目前病理学检查和影像学结果，诊断明确，因患者个人原因无法进行超声内镜明确T分期。临床诊断为胸中段食管鳞癌（Ⅱ期，$cT_3N_0M_0$），根据胸部CT和食管造影检查，患者食管病变为局部晚期，周围脏器受侵无明确证据，无明确穿孔风险。完善血液学化验及心肺功能检查，无明显手术禁忌，因此判断该患者属于可切除局部晚期食管癌。

　　2021年全球最新癌症数据显示，食管癌发病率排名第7，死亡率排名第6，其中东亚地区发病率全球最高[1]。来自全球的CROSS研究[2, 3]和中国的NEOCRTEC5010研究[4]为局部晚期食管癌新辅助同步放化疗提供了可靠的Ⅰ类证据，且改变了指南，使得新辅助放化疗（nCRT）联合手术成为局部晚期可手术食管癌的标准治疗[5]。本例患者基于此循证医学和指南推荐，采用了新辅助放化疗联合手术的标准治疗方案。靶区范围兼顾肿瘤局部控制和减少术后并发症的发生，选择了累及野照射，这与CROSS、NEOCRTEC5010一致。在放疗剂量选择方面，CROSS及之后的相关研究多采用常规分割，剂量选择40～50.4Gy，本例患者采用CROSS研究中的照射剂量，41.4Gy/23次，1.8Gy/次。化疗方案选择方面，本例患者采用了CROSS研究中紫杉醇联合卡铂方案。食管癌新辅助放化疗与手术的时间间隔目前尚不明确，通常设定在4～6周，也有部分随机对照研究选择6～8周，本例患者新辅助治疗结束后6周，进行疗效评估，病变缩小达到PR，血液学、心、肺功能无异常，排除手术禁忌后给予食管癌根治术，术后病理分期$ypT_{1a}N_0M_0$，实现新辅助放化疗降期。

　　但是患者术后未达到pCR，面临下一步治疗选择的问题。Checkmate 577试验是一项全球Ⅲ期研究，纳入了nCRT后未达到病理完全缓解（pCR）的食管腺癌（EAC，71%）和鳞状细胞癌（ESCC，29%）患者。与安慰剂组相比，纳武利尤单抗辅助治疗显著改善了无病生存期（DFS）（22.4个月 vs 11.0个月，HR 0.69，95% CI 0.56～0.86），且ESCC相较EAC患者DFS获益更显著（ESCC：29.7个月 vs 11.0个月，HR 0.61；EAC：19.4个月 vs 11.1个月，HR 0.75）[6]。Checkmate 577研究支持nCRT联合手术后未达到pCR患者接受纳武利尤单抗辅助治疗，并在部分国家指南中进行了更新。但是辅助免疫治疗是可手术食管鳞癌non-PCR患者的新标准吗[7]？除Checkmate 577，最近又发表了两项关于durvalumab辅助的研究。Hirva Mamdani等报道，与历史数据相比，对于nCRT后R0切除有病理残留病变的局部晚期食管和GEJ腺癌患者，durvalumab辅助治疗在1年无复发生存率方面有临床意义的改善[8]。然而，Park等报道的另一项全部为食管鳞癌的研究其结果与Checkmate 577和Mamdani不同。这项单中心、前瞻性、随机、双盲Ⅱ期研究，主要入组了$T_{3\sim4}N_0M_0$或$T_{1\sim4}N_{1\sim3}M_0$的食管鳞癌患者共86例，新辅助nCRT后达到完全切除，随机1∶1分为durvalumab和安慰剂组，结果表明两组间DFS［HR＝1.18，$P=0.61$］和OS（HR 1.08，$P=0.85$）无统计学差异[9]。分析原因：不同的组织学类型、新辅助化疗方案、手术质量控制，以及不同的PD-1和PD-L1抑制剂的差异可能会影响辅助免疫治疗的结果。另外非常重要的一点Checkmate 577研究排除了术后达到pCR的患者，而Park等的研究同时入组了pCR和non-pCR的患者。结果显示durvalumab辅助治疗与安慰剂相比无显著生存获益。由于nCRT后达到pCR的患者发生局部区域复发或远处转移的可能性较小，因此患者从durvalumab辅助治疗中获益的机会可能较小。但是，不论是Checkmate 577还是Park等人的研究，均开启了新辅助CRT后non-pCR的患者辅助免疫治疗的划时代意义。在免疫治疗时代，可切除食管鳞癌的新辅助治疗和围术期的免疫治疗价值仍需进一步探索。针对本例患者食管癌组织PD-L1表达阳性（CPS 2），且术后未达到pCR，我们建议如无禁忌，可行术后免疫辅助治疗。患者术前接受了新辅助放化疗治疗，CROSS公布的10生存随访数据让我们看到新辅助放化疗确实解决了局部复发问题，但对远处转移疗效有限；非肿瘤死亡比例高于单纯手术组（15% vs 11%），随着患者活得越来越久，放疗对远期非肿瘤死亡的影响需要被重视，尤其应用免疫辅助治疗过程中，我们要密切随访治疗相关的不良事件。

尽管手术治疗在可切除食管癌治疗居于主导治疗，但在局部晚期可切除食管癌中，已有越来越多的证据表明术前新辅助治疗可以提高病理应答，改善患者生存。食管癌的新辅助治疗模式主要包括新辅助化疗和新辅助放化疗以及尚处于探索中的新辅助免疫联合治疗或者靶向治疗等。新辅助化疗目前仍然是食管癌新辅助治疗的选择之一，主要用于食管腺癌及食管胃结合部腺癌，传统的氟尿嘧啶和顺铂类联合的两药CF方案，卡培他滨联合奥沙利铂被证实等效低毒，DCF三药联合的安全性和短期有效性已被证实，FLOT四药联合方案目前被NCCN作为食管腺癌及食管胃结合部腺癌的围手术化疗方案推荐[10]。基于CROSS研究和NEOCRTEC5010研究奠定了新辅助放化疗在食管癌尤其是食管鳞癌中的地位，但是新辅助放化疗中，放疗靶区、放疗剂量及化疗方案值得考量。兼顾肿瘤治疗的疗效和不良反应的控制，累及野似乎已成为趋势，也在CROSS、NEOCRTEC5010以及FFCD9901研究中得到应用。不同位置食管癌发生区域淋巴结转移概率存在差异，考虑到局部晚期食管癌的淋巴结转移率和转移规律，高复发风险区照射也不应完全摒弃，需要注意的是无论选择累及野或者选择野照射，区域淋巴结的外科清扫不可避免，只有术后病理才是诊断淋巴结有无的金标准。关于食管癌新辅助放化疗的放疗剂量问题，CROSS及之后的研究基本都采用常规分割模式，常规分割总剂量41.4～50.4Gy已基本达成共识。但是当新辅助放化疗联合免疫治疗或者靶向时，合适的放疗剂量方案还有待于进一步探讨。以紫杉醇或者长春瑞滨联合铂类的化疗方案在食管鳞癌的新辅助放化疗均显示较好的疗效，食管腺癌中，CF及CP方案的疗效及不良反应没有显著区别，因此我们在临床治疗选择中可依据患者年龄、体质状况、基础疾病等综合考量后进行化疗方案选择。新辅助化疗联合免疫治疗目前处于初步探索阶段，结果显示较单纯新辅助化疗更好的肿瘤缓解，并能够保证较高的R0切除率，但是总体来看pCR和MPR并未超过新辅助放化疗，免疫治疗联合方式、PD-L1表达阳性与否以及其他生物学标志物的价值，有待未来更多的探索。

突破性的Checkmate 577研究使免疫治疗在食管癌术后在辅助治疗领域成功立足，为食管癌围术期的治疗增添了一项全新武器。随着新辅助治疗模式的应用以及手术方式改进，食管癌局部复发可控性改善，但对于术后未达到病理完全缓解（pCR）的高危患者，远处转移率依然较高，影响远期生存，也是食管癌手术综合治疗中长期以来亟待解决的核心问题。Checkmate 577研究结果填补了这一空白，患者不论病理类型（鳞癌或非鳞癌）、PD-L1表达（≥1%或<1%），均可从纳武利尤单抗辅助治疗中获益，且在中国高发的食管鳞癌患者中可观察到获益更大的趋势：在食管鳞癌患者中，纳武利尤单抗组和安慰剂组的中位DFS分别为29.7个月 vs 11.0个月，降低39%复发或死亡风险。安全性方面纳武利尤单抗的不良反应可控可耐受，绝大多数治疗相关性不良事件（TRAEs）为1级或2级，并未发现新的不良事件。健康生活质量术后免疫辅助治疗由于整体不良反应轻微，对患者术后生活质量基本无影响。基于此2022年中国CSCO食管癌诊疗指南已将纳武利尤单抗纳入食管癌术后辅助治疗的推荐（1A类证据），为临床树立了全新的标准。总之，食管癌患者新辅助放化疗后non-pCR患者术后纳武利尤单抗辅助治疗结果为阳性，而食管鳞癌患者新辅助放化疗联合高质量手术后durvalumab辅助治疗结果为阴性，是否应使用检查点抑制剂辅助治疗有待进一步研究。不论是Checkmate 577还是Park等人的研究，均开启了新辅助CRT后non-pCR的患者辅助免疫治疗的划时代意义。在免疫治疗时代，可切除食管鳞癌的新辅助治疗和围术期的免疫治疗价值仍需进一步探索。

（病例提供者：周志国 武亚晶 河北医科大学第四医院）

参考文献

[1]Sung H，Ferlay J，Siegel RL，et al.Global Cancer Statistics 2020：GLOBOCAN Estimates of Incidence and Mortality Worldwide for 36 Cancers in 185 Countries[J].CA Cancer J Clin，2021，71（3）：209-249.doi：10.3322/caac.21660.

[2]Eyck BM，van Lanschot JJB，Hulshof MCCM，et al.CROSS Study Group.Ten-Year Outcome of Neoadjuvant Chemoradiotherapy Plus Surgery for Esophageal Cancer：The Randomized Controlled CROSS Trial[J].J Clin Oncol，2021，39（18）：1995-2004. doi：10.1200/JCO.20.03614.

[3]Shapiro J，van Lanschot JJB，Hulshof MCCM，et al.CROSS study group.Neoadjuvant chemoradiotherapy plus surgery versus surgery alone for oesophageal or junctional cancer （CROSS）：long-term results of a randomised controlled trial[J].Lancet Oncol，2015，16（9）：1090-1098.doi：10.1016/S1470-2045（15）00040-6.

[4]Yang H，Liu H，Chen Y，et al.Long-term Efficacy of Neoadjuvant Chemoradiotherapy Plus Surgery for the Treatment of Locally Advanced Esophageal Squamous Cell Carcinoma：The NEOCRTEC5010 Randomized Clinical Trial[J].JAMA Surg，2021，156（8）：721-729.doi：10.1001/jamasurg.2021.2373.Erratum in： JAMA Surg.2022 Sep 1；157（9）：859.

[5]中国临床肿瘤学会指南工作委员会.中国临床肿瘤学会（CSCO）食管癌诊疗指南2022[M].北京：人民卫生出版社，2022.

[6]Kelly RJ，Ajani JA，Kuzdzal J，et al. Adjuvant nivolumab in resected esophageal or gastroesophageal junction cancer[J].N Engl J Med，2021，384（13）：1191-203.

[7]Jun Wang，Zhouguang Hui，Qingsong Pang.Is adjuvant immunotherapy a new standard for non-pCR patients with resectableesophageal squamous cell carcinoma？[J].Thoraic Cancer，2022，13（21）：3099-3100.doi：10.1111/1759-7714.14641.

[8]Mamdani H，Schneider B，Perkins S，et al.A phase II trial of adjuvant durvalumab following trimodality therapy for locally advanced esophageal and gastroesophageal junction adenocarcinoma：a big ten cancer research consortium study[J].Front Oncol，2021，17（11）：736620.

[9]Park S，Sun JM，Choi YL，et al.Adjuvant durvalumab for esophageal squamous cell

carcinoma after neoadjuvant chemoradiotherapy：a placebo-controlled，randomized double-blind phase Ⅱ study[J].ESMO Open，2022，7（1）：100385.

[10]Al-Batran SE，Homann N，Pauligk C，et al.FLOT4-AIO Investigators.Perioperative chemotherapy with fluorouracil plus leucovorin，oxaliplatin，and docetaxel versus fluorouracil or capecitabine plus cisplatin and epirubicin for locally advanced，resectable gastric or gastro-oesophageal junction adenocarcinoma（FLOT4）：a randomised，phase 2/3 trial[J].Lancet，2019，393（10184）：1948-1957.doi：10.1016/S0140-6736（18）32557-1.Epub 2019 Apr 11.PMID：30982686.

病例7 不可手术食管癌转化治疗后手术

一、病史摘要

患者男性，45岁，主诉：进食不顺1个月。

现病史：患者1个月前无明显诱因出现进食不顺，尤以进食干硬食物为著，偶有恶心、呕吐，呕吐物为胃内容物，有时后背部疼痛，为钝痛，无放射性，无反酸、烧心，无饮水呛咳。1天前就诊于我院胸外科门诊，行胃镜检测示：食管距门齿约25cm始全周黏膜粗糙不平，29cm处管腔狭窄，黏膜破坏。咬检病理示：鳞状细胞癌。患者为行进一步治疗就诊于我院，门诊以"食管中段癌"收治入院。自发病以来，患者神志清楚，精神尚可，饮食一般，睡眠正常，体力下降，体重下降5kg，二便正常。

既往史：既往体健，无高血压、糖尿病、冠心病病史。否认肝炎、结核等传染病史。无外伤史，无手术史，无输血史，否认药物、食物过敏史。预防接种遂当地进行。

二、体格检查

KPS：90分。双锁上未触及肿大淋巴结，双肺呼吸音清，未闻及干湿性啰音。心律齐，各瓣膜听诊区未闻及病理性杂音。腹软，无压痛、反跳痛，肝脾肋下未触及。双下肢无水肿。

三、辅助检查

1. 食管镜 食管距门齿25cm始全周黏膜粗糙不平，29cm处管腔狭窄，黏膜破坏，镜身无法通过。

2. 病理 示鳞状细胞癌。

3. 上消化道造影 食管中段黏膜破坏中断，管壁僵硬、不规则、管腔狭窄，腔内可见不规则充盈缺损及龛影，钡剂通过受阻，伴上方食管扩张，病变长5.8cm（病例7图1）。

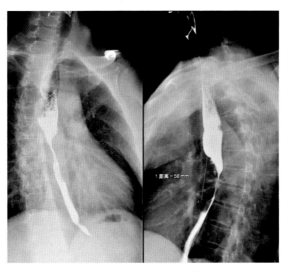

病例7图1　上消化道造影

4. 胸腹部强化CT　食管中下段壁增厚，符合癌表现；脂肪肝；两肺扫描未见异常（病例7图2）。

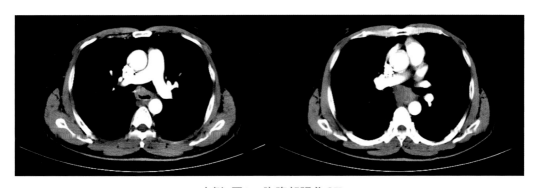

病例7图2　胸腹部强化CT

四、诊断及治疗原则

诊断：胸中段食管癌（$cT_{4a}N_0M_0$ ⅢB期，AJCC第八版）。

患者局部病变分期较晚，不适合行手术治疗，部分患者在术前应用诱导治疗后可能取得完全缓解或部分缓解的效果，进而将不可手术患者转换为可手术患者。因此，该患者可先行给予诱导放化疗，并评价疗效，已待后续治疗方案制订。

五、放射治疗

1. 放疗固定模制作　中、下段及食管胃交界癌采用体膜固定。但考虑到该患者肩胛骨转移，后期可能需要进行转移灶放疗，且食管病灶位于中段偏上位置，因此采用颈肩膜配合真空袋固定，且双手置体侧。

2. 放疗CT扫描　CT扫描具体方法同前。简述如下：体表中心点位置设在双侧乳头下约8cm较平坦部位，前正中、双侧腋中线水平；扫描范围颅底--L₃水平；扫描层厚5mm。增强扫描，碘对比剂流速为2ml/s，总剂量92ml，延迟时间为50秒。

3. 放疗靶区　肿瘤靶区（GTV）定义为以影像学和内镜可见的肿瘤长度。纵隔转移淋巴结GTVnd定义为CT显示肿大淋巴结［如肿大淋巴结远离原发病灶或（和）触诊可确定的转移淋巴结部位如锁骨上淋巴结、气管旁淋巴结等］。CTV为食管肿瘤GTV基础上上下各扩2~3cm、周围扩大0.5cm且不超过血管等解剖屏障，颈段、胸上段癌包含颈段食管旁、锁骨上区、2区、3P区、4区、7区等相应淋巴引流区，胸下段包含8区、胃周及腹腔干等相应淋巴引流区。考虑到该患者为ⅣB期患者，不进行CTV照射。

4. 放疗剂量　95% GTV中位放疗总剂量60Gy/30次。CTV 50Gy/25F。

5. 放疗技术　采用IGRT。

六、治疗经过

1. 新辅助放化疗　于2017-04-01至2017-05-10给予新辅助放疗，放射治疗靶区：GTV食管中段病变，周围均匀外扩0.6cm，上、下外扩2cm为CTV，CTV上下外扩0.8cm，周围0.6cm为PTV，处方剂量DT：45Gy/1.8Gy/25次。同期化疗两个周期（2017-04-01；2017-04-30）：紫杉醇＋顺铂（135mg/m² D1＋40mg D1~D3）。放化疗期间出现Ⅰ度白细胞降低，Ⅱ级放射性食管炎，分别给予对症处理后好转。新辅助放化疗后复查胸腹强化CT病变较前明显缩小，疗效评价：PR（病例7图3）。

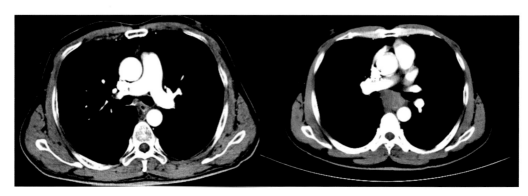

病例7图3　新辅助放化疗后复查胸腹强化CT

2．手术　2017-06-16全腔镜食管中段癌根治术，术中探查肿瘤4cm×2cm×0.8cm。术后病理：食管一段长15cm，距离上残5cm，距下残10cm，可见一个3cm×1.2cm的黏膜增厚区，食管浅肌层内可见小灶性鳞状细胞癌残余（TRG分级1级）。临床上、下残（-）。淋巴结：胃左1/4、胃小弯0/4，左喉返0/3，肝总0/2，右喉返0/1，上段食管旁1/1转移，食管下段1枚，贲门旁1枚，隆突下1枚，膈肌1枚为软组织。术后病理分期：$ypT_2N_1M_0$ ⅢA期（AJCC第八版）。

七、随访与转归

末次复查胸腹部增强CT（2023-05-10）：食管癌术后改变，未见肿瘤复发、转移征象。

八、治疗体会与知识要点

该患者为局部晚期食管癌患者，手术效果极差，围术期并发症的风险明显增加，通常推荐行根治性放化疗或者化疗，但其结果仍不能令人满意。随着对晚期不可切除食管癌患者治疗方式的深入研究，转换手术的概念被提出，即可通过化疗、放化疗等手段诱导治疗后，使患者降期，已达到完整切除的治疗效果。本病例给我们的启示是局部晚期患者，通过新辅助放化疗，可以取得良好的降期效果，从而将不可手术的食管癌患者转换为可手术患者，为患者带来良好的生存获益。

转换手术是指联合诱导治疗和手术治疗，针对无法手术治疗的局部晚期食管癌患者，采取个体化、周期性的诱导治疗，治疗结束后重新评估肿瘤分期和浸润情况，判断是否有手术指征，选择合适的时机进行手术。研究结果显示转化手术能够延长患者生存时间，提高生活质量，同时为综合治疗提供新的策略[1-3]。

诱导治疗是指在最终决定是否手术前所做的一系列治疗，包括诱导化疗、放化疗及免疫治疗。与根治性放化疗不同，诱导放化疗是基于手术为核心，放疗剂量更少，化疗周期更短，其根本目的是将不可切除肿瘤转化为可切除肿瘤，提高手术切除率，并延长患者生存。

近年来，关于诱导放化疗的方案研究并不一致，单纯化疗方案多采用多西他赛、氟尿嘧啶、顺铂（DCF）方案，放化疗多采用氟尿嘧啶、顺铂（CF）和TP方案。不同的诱导方案所取得的疗效报道不一。Yokota等[4]所报道的Ⅱ期临床试验结果显示，经过3个周期DCF方案诱导化疗后，37.5%（18/48）的患者能够达到手术指征，不可手术患者后续给予诱导放化疗（40~60Gy CF方案），又有2例患者降期至可行手术治疗。Sugimura等[2]的Ⅱ期临床试验提示，对于T_{4b}的食管癌患者，诱导放化疗后CR的患者比例明显高于单纯化疗的患者（40% vs 17%）。近年来，免疫治疗在食管癌的治疗中取得了较大进展，但目前仍未见到关于T_4期食管鳞癌患者诱导后转换手术治疗的相关报道，其疗效值得期待。

目前的诱导治疗周期大部分是化疗2～3个周期，放疗剂量30～60Gy[5]。目前关于cT_4期食管癌诱导治疗后行转化手术的治疗效果报道不一，1年总体生存率大部分可达60%，5年生存率为40%左右[1, 4, 6-7]。目前仍需大样本前瞻性研究进一步提供参考。

（病例提供者：焦文鹏 河北医科大学第四医院）

参考文献

[1]Abe T，Higaki E，Hosoi T，et al.Long-term outcome of patients with locally advanced clinically unresectable esophageal cancer undergoing conversion surgery after induction chemotherapy with docetaxel plus cisplatin and 5-fluorouracil[J].Ann Surg Oncol，2021，28（2）：712-721.

[2]Sugimura K，Miyata H，Tanaka K，et al.Multicenter Randomized Phase 2 Trial Comparing Chemoradiotherapy and Docetaxel Plus 5-Fluorouracil and Cisplatin Chemotherapy as Initial Induction Therapy for Subsequent Conversion Surgery in Patients With Clinical T4b Esophageal Cancer：Short-term Results[J].Ann Surg，2021，274（6）：e465-e472.

[3]Miyata H，Sugimura K，Motoori M，et al.Clinical Implications of Conversion Surgery After Induction Therapy for T4b Thoracic Esophageal Squamous Cell Carcinoma[J].Ann Surg Oncol，2019，26（13）：4737-4743.

[4]Yokota T，Kato K，Hamamoto Y，et al.A 3-Year Overall Survival Update From a Phase 2 Study of Chemoselection With DCF and Subsequent Conversion Surgery for Locally Advanced Unresectable Esophageal Cancer[J].Ann Surg Oncol，2020，27（2）：460-467.

[5]Noguchi T，Moriyama H，Wada S，et al.Resection surgery with neoadjuvant chemoradiotherapy improves outcomes of patients with T4 esophageal carcinoma[J].Dis Esophagus，2003，16（2）：94-98.

[6]Ohkura Y，Ueno M，Udagawa H，et al.Advantageous factors of R0 curative conversion esophagectomy and the optimal extent of lymphadenectomy after induction therapy for cT4b thoracic esophageal cancer[J].Ann Gastroenterol Surg，2020，5（2）：204-214.

[7]Pimiento JM，Weber J，Hoffe SE，et al.Outcomes associated with surgery for T4 esophageal cancer[J].Ann Surg Oncol，2013，20（8）：2706-2712.

病例8　不可手术食管癌同步放化疗

一、病史摘要

患者女性，68岁，主诉：进食不顺1个月。

现病史： 患者缘于1个月前无明显诱因出现进食哽噎感，尤以进食干硬食物为著，伴吞咽疼痛，可耐受，无其他不适。1周前就诊于当地医院，电子胃镜检查见：距门齿20～30cm见肿物突向管腔内生长，表面凹陷糜烂，上覆污苔，距门齿40cm达贲门，活检病理结果：（食管）鳞状细胞癌。患者为求进一步诊治收住我科。患者自发病以来，精神尚可，睡眠尚可，饮食减少，大小便正常，体重无明显变化。

既往史： 否认高血压史、冠心病、糖尿病、肺结核病史。

二、体格检查

KPS：90分。营养中等，无异常面容，自主体位，神清语利，全身皮肤黏膜及巩膜无黄染，全身浅表淋巴结未触及肿大。双肺呼吸音清，未闻及明显干湿性啰音。心率76次/分，律齐，各瓣膜区未及病理性杂音。腹软平坦，无压痛及反跳痛，肝肋下未触及，肠鸣音正常存在。双下肢无水肿。

三、辅助检查

1. 食管造影（病例8图1）　食管上段黏膜破坏中断，管壁僵硬、不规则，并可见不规则充盈缺损，管腔稍狭窄，钡剂通过稍受阻，病变长度约为4.1cm。

2. 胸部＋上腹部增强CT（病例8图2）　食管中段可见软组织肿块，轴位最大截面大小约2.4cm×1.7cm，纵隔4L、4R、7区多发肿大淋巴结。

3. 电子胃镜（病例8图3）　19～25cm见隆起样新生物，附污苔，易出血。

4. 病理结果　（食管）鳞状上皮重度异型增生癌变。

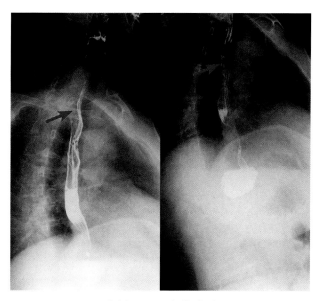

病例8图1　食管造影

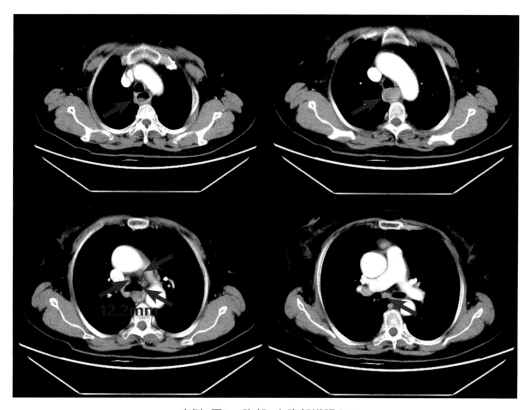

病例8图2　胸部+上腹部增强CT

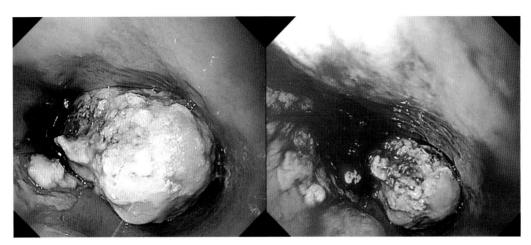

病例8图3　电子胃镜

四、诊断及治疗原则

诊断：胸中段食管鳞癌（Ⅲ期，$cT_3N_2M_0$），系局部晚期病变，病变位置较高，起始病变距离门齿19cm，不宜手术，根据NCCN指南和CSCO指南，推荐选择根治性同步放化疗。

五、放射治疗

1. 放疗固定模制作　中、下段及食管胃交界癌采用体膜固定。但考虑到该患者食管病灶位于中段偏上位置，因此采用颈肩膜，且双手置体侧。

2. 放疗CT扫描　CT扫描具体方法同前。简述如下：体表中心点位置设在胸骨角平坦部位，前正中、双侧腋中线水平；扫描范围颅底—L_3水平；扫描层厚3mm。增强扫描，碘对比剂流速为2ml/s，总剂量92ml，延迟时间为50秒。

3. 放疗靶区　肿瘤靶区（GTV）定义为以影像学和内镜可见的肿瘤长度。纵隔转移淋巴结GTVnd定义为CT显示肿大淋巴结［如肿大淋巴结远离原发病灶或（和）触诊可确定的转移淋巴结部位如锁骨上淋巴结、气管旁淋巴结等］。CTV为食管肿瘤GTV基础上下各扩2~3cm、周围扩大0.5cm且不超过血管等解剖屏障，颈段、胸上段癌包含颈段食管旁、锁骨上区、2区、3P区、4区、7区等相应淋巴引流区，胸下段包含8区、胃周及腹腔干等相应淋巴引流区。

4. 放疗剂量　95% GTV中位放疗总剂量60Gy/30次。CTV 50Gy/25F。

5. 放疗技术　采用IGRT。

六、治疗经过

1. 放化疗同步治疗　GTV-p为胸上段食管病变，上下外扩2cm，轴向外扩0.5cm形成CTV-p，GTV-n为4L、4R、7区肿大淋巴结，均匀外扩0.5cm值CTV-n，CTV-p与CTV-n融合为CTV，均匀外扩0.6cm，邻近解剖结构适当修回形成PTV，处方剂量60Gy/30次，2.0Gy/次。

2. 同期化疗方案　为紫杉醇联合顺铂（紫杉醇注射液75mg D1，顺铂40mg D1）每周一次方案，共6周。

七、随访与转归

治疗结束后复查疗效评估：PR（病例8图4）。放疗结束后1个月余开始给予卡瑞利珠单抗免疫巩固治疗。

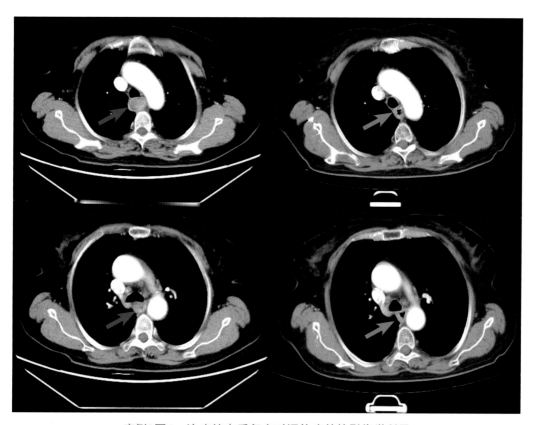

病例8图4　治疗结束后复查时评估疗效的影像学所见

八、治疗体会与知识要点

该例患者为老年女性，慢性起病，症状典型，结合目前病理学检查和影像学结果，诊断明确，因患者个人原因无法进行超声内镜明确T分期。临床诊断为胸上段食管鳞癌（Ⅲ期，$cT_3N_2M_0$），根据胸部CT和食管造影检查，患者食管病变为局部晚期，因病变位置较高，无法行食管癌根治性手术，该患者属于不可手术的局部晚期食管癌，综合评估该患者体质可，KPS评分90分，可进食流食半流食，发病以来体重无明显下降，无明显肝肾功能障碍，无心脏功能障碍，预期生存应在3个月以上，因此建议其进行根治性同步放化疗，放疗方案进行了合适剂量和照射范围，具体为累及野照射，照射剂量60Gy/30次，同步化疗方案选择有效性较高的紫杉醇联合铂类方案，同时兼顾患者良好的耐受性，选择紫杉醇联合顺铂每周一次方案化疗。该患者根治性同步放化疗后症状改善，影像学评估达到PR。目前面临下一步巩固治疗选择问题，关于食管癌放化疗后巩固化疗的选择，前瞻性随机研究结果和回顾性研究均未提示巩固化疗能为食管癌患者带来生存获益，但是大部分食管癌患者根治性放化疗后1~2年面临局部未控或者复发转移的困境，临床上也一直在同步放化疗基础上探索更多新的治疗方案。我中心借鉴了非小细胞肺癌治疗领域PACIFIC研究成功的经验，牵头开展的一项卡瑞利珠单抗用于局部进展期食管癌确定性同步放化疗后巩固治疗的临床研究公布了最新的中期分析结果。该研究中位随访时间达17个月，主要终点PFS、次要终点OS均尚未达到。安全性方面，免疫治疗总体耐受性良好易于管理，不良反应主要为毛细血管内皮增生症（RCCEP）、肺炎、甲状腺功能减退等，且均为1~2级[1]。本患者筛选入组了本项研究，目前持续应用卡瑞利珠单抗巩固治疗中，病情稳定，保持良好疗效的同时需要更加密切关注患者的不良反应，如治疗相关性肺炎、心血管事件、甲状腺功能异常等，防止≥3级不良事件的发生。

食管癌是全世界范围内常见的恶性肿瘤之一。据2020年全球癌症统计，食管癌的新发病人数达60.4万，死亡人数达54.4万[2]。我国是食管癌高发地区，在中国是第五大最常见的癌症相关死亡原因。虽然我国食管癌的发病率及死亡率均呈下降趋势，但依旧是威胁我国居民健康的主要恶性肿瘤。食管鳞状细胞癌（ESCC）是我国食管癌的主要病理类型。由于早期食管癌无特殊临床表现，临床上确诊时约80%患者因病变已属于中晚期丧失了手术机会，针对不可手术切除的局晚期食管癌，RTOG 85-01试验研究奠定了同步放化疗的地位，同步放化疗较单纯放疗5年生存率明显提升（26% vs 0）。国内外权威指南也指出T_{1b}-$T_{4a}N_0$/N+或者T_{4b}食管癌患者推荐放化疗治疗[3、4]。但是对于照射范围（受累野还是选择野），照射剂量等问题也一直在不断探索。NCCN指南推荐的根治性同步放化疗的放疗剂量为50.4Gy，Wang等纳入11项研究共4946例患者进行荟萃分析，结果提示在毒副反应可控的前提下，与标准剂量的根治性同步放化疗相比≥60Gy似乎能够改善患者局部区域控制率，延长患者生存时间。同时该课题组开展了另一项关于受累野与选择野照射的荟萃分析，纳入了10项研究1348例食管鳞癌患者，结果示受累野照射改善局部区域控制和延长生存并降低严重放射性食管炎和肺炎发生[5]。2022年ASTRO会议来自山东省肿瘤医院牵头的我国多中心Ⅲ期临床研究回答了业内最为关心的放疗剂量和放疗范围问题，结果显示从放疗范围方面来看，选择野治疗的结果与累及野相似，提示更小的照射范围（累及野照射范围）实际也是可行的，与传统照射范围相比没有生存方面的区别；从照射剂量来看，59.4Gy和50.4Gy对OS的影响无显著差异，但高剂量照射可改善PFS，未来我国食管癌患者使用更小的照射范围或者更低的放疗剂量也是很重要的发展方向[6]。

针对不可手术切除的局晚期食管癌，根治性同步放化疗作为标准治疗推荐，但总体疗效仍不乐观，临床上一直在同步放化疗基础上探索更多新的治疗方案。同步放化疗后巩固化疗是否有利于食管癌患者的生存目前尚存在争议，Chen等纳入812例食管Ⅱ～Ⅲ期鳞癌患者，同步放化疗后给予顺铂/氟尿嘧啶巩固化疗，应用倾向评分匹配分析，结果显示与同步放化疗相比，巩固化疗并没有进一步延长Ⅱ～Ⅲ期食管鳞状细胞癌患者的无进展生存期和总生存期，巩固治疗的作用有待进一步研究[7]。同步放化疗基础上联合诱导化疗或者巩固化疗是否获益，Wang等系统回顾和荟萃分析，结果显示额外的诱导化疗或巩固化疗与单纯同步放化疗相比可以延长不可切除食管癌患者的短期生存，巩固化疗可以显著降低远处转移的风险[8]。免疫检查点抑制剂（ICIs）改变了食管癌的治疗格局，无论是晚期食管癌的一线治疗、二线治疗，还是可切除食管癌新辅助放化疗后的免疫辅助治疗都有了新的突破。Wang等借鉴了非小细胞肺癌治疗领域PACIFIC研究成功的经验，在国内较早的开展"不可切除局部晚期食管鳞癌根治性同步放化疗后卡瑞利珠单抗巩固治疗的有效性和安全性研究"。截至2022年8月，入组患者15例，11例在持续用药中，最长用药时长已达24.5个月，持续随访时间长达29个月，9例患者用药至少12个月，中位随访时间17个月，仅有3例发生疾病进展，DCR 80%，PFS尚未达到，据此推算，其最终的中位PFS有望达到更长的时间，2例死亡，OS尚未达到。不良反应方面观察到患者主要不良事件均为1～2级RCCEP、肺炎、甲状腺功能减退、甲状腺功能亢进等，患者总体耐受性良好。虽然本研究样本数较少，但结果是令人惊喜的。在免疫治疗时代，对于局部进展期可手术切除的食管癌患者，免疫治疗在新辅助放化疗阶段也不断进行探索，初步结果令人鼓舞。如PALACE-1研究，尽管入组病例数较少，但入组患者超过一半（55.6%）的原发肿瘤病灶及淋巴结均达到病理完全缓解（pCR），原发灶主要病理缓解（MPR）率为89%。相较于单纯CROSS治疗方案，免疫联合放化疗为患者带来明显获益，但仍需扩大样本量来进一步证实新辅助同步放化疗联合免疫的疗效和安全性。KEYSTONE-002研究中，新辅助帕博利珠单抗联合化疗对比联合同步放化疗治疗局部进展期食管鳞癌的Ⅲ期临床试验，将进一步回答新辅助免疫联合的策略问题。此外，如果新辅助放化疗联合免疫治疗能将患者的pCR率进一步提高，未来治疗后达到临床完全缓解（cCR）的食管癌患者是否可以采取密切随访而避免手术，也将非常值得深入探讨。如何让更多患者获益，如何判断及精准预测pCR患者，寻找预测病理反应的生物标志物，选择最优药物组合等是未来治疗的热点，也是难点[9]。不可手术的局部晚期食管癌探索免疫联合放化疗的Ⅲ期、随机、对照临床研究如Keynote-975研究、RATIONALE-311研究、ESCORT-CRT研究、KUNLUN研究、SKYSCRAPER-07研究等正在进行当中，这些研究将能明确免疫联合同步放化疗的作用和意义。但免疫与同期放化疗如何排兵布阵仍然没有定论，同期还是序贯目前来看似乎都是可选择的联合模式。放疗和免疫治疗联合的治疗模式是当今研究的热点话题，未来我们期待有更多研究数据的呈现，改变食管癌治疗的困境，为患者带来曙光。

（病例提供者：王　军　武亚晶　河北医科大学第四医院）

参考文献

[1]Wang J，Cheng Y，Wu Y，et al.A prospective study of camrelizumab monotherapy following definitive concurrent chemoradiotherapy in patients with unresectable locally advanced esophageal squamous cell cancer[J].Annals of Oncology，2021，32（Supplement 5）：S838.

[2]Sung H，Ferlay J，Siegel RL，et al.Global Cancer Statistics 2020：GLOBOCAN Estimates of Incidence and Mortality Worldwide for 36 Cancers in 185 Countries[J].CA Cancer J Clin，2021，71（3）：209-249.doi：10.3322/caac.21660.

[3]中国临床肿瘤学会指南工作委员会.中国临床肿瘤学会（CSCO）食管癌诊疗指南2022[M].北京：人民卫生出版社，2022.

[4]Ajani JA，D'Amico TA，Bentrem DJ，et al.Esophageal and Esophagogastric Junction Cancers，Version 2.2023，NCCN Clinical Practice Guidelines in Oncology[J].J Natl Compr Canc Netw，2023，21（4）：393-422.doi：10.6004/jnccn.2023.0019.PMID：37015332.

[5]Cheng YJ，Jing SW，Zhu LL，et al.Comparison of elective nodal irradiation and involved-field irradiation in esophageal squamous cell carcinoma：a meta-analysis[J].J Radiat Res，2018，59（5）：604-615.doi：10.1093/jrr/rry055.

[6]Zhang J，Li M，Zhang K，et al.Concurrent Chemoradiation of Different Doses（50.4Gy vs 59.4Gy）and Different Target Field（ENI vs.IFI）for Locally Advanced Esophageal Squamous Cell Carcinoma：Results from a Randomized Multicenter Phase Ⅲ Clinical Trial.November 2022[J].International Journal of Radiation Oncology，Biology，Physics，2022，114（3）：S15.doi：10.1016/j.ijrobp.2022.07.357.

[7]Chen Y，Guo L，Cheng X，et al.With or without consolidation chemotherapy using cisplatin/5-FU after concurrent chemoradiotherapy in stage Ⅱ-Ⅲ squamous cell carcinoma of the esophagus：A propensity score-matched analysis[J].Radiother Oncol，2018，129（1）：154-160.doi：10.1016/j.radonc.2017.10.031.

[8]Wang J，Xiao L，Wang S，et al.Addition of Induction or Consolidation Chemotherapy in Definitive Concurrent Chemoradiotherapy Versus Concurrent Chemoradiotherapy Alone for Patients With Unresectable Esophageal Cancer：A Systematic Review and Meta-Analysis[J].Front Oncol，2021，11：665231.doi：10.3389/fonc.2021.665231.

[9]Wang J，Qin J，Jing S，et al.Clinical complete response after chemoradiotherapy for carcinoma of thoracic esophagus：Is esophagectomy always necessary? A systematic review and meta-analysis[J].Thorac Cancer，2018，9（12）：1638-1647.doi：10.1111/1759-7714.12874.

病例9　不可手术食管癌序贯放化疗

一、病史摘要

患者男性，56岁，主诉：进食哽噎5个月余，加重2个月。

现病史：患者于入院前5个月余无明显诱因出现进食哽噎，进食干硬食物尤甚，无其他不适，未予重视。入院2个月前患者进食哽噎较前加重，偶有反酸，进半流食。入院1天前患者于当地查胃镜发现食管病变（具体不详），为求进一步诊治就诊于我院，门诊以"进食哽噎原因待查"收入院。自发病以来，患者体重下降大约3kg，精神尚可，饮食一般，睡眠正常，大小便正常。

既往史：既往"高血压"病史2年余，血压最高145/95mmHg，患者规律口服"尼群地平片，半片/日"，自诉血压控制可。无糖尿病、冠心病、肺结核病史。

二、体格检查

KPS：90分。自主体位，神清语利，面容正常。全身皮肤黏膜无黄染，全身浅表淋巴结未触及肿大，口腔黏膜正常，咽无充血，双侧扁桃体无肿大，颈软，无抵抗。胸骨无压痛，双肺呼吸音清，未闻及明显干湿性啰音及胸膜摩擦音。心律齐，各瓣膜听诊区未闻及病理性杂音。腹软，无压痛反跳痛，肠鸣音正常存在。双下肢无水肿。生理反射存在，病理反射未引出。

三、辅助检查

1. 食管癌两项　癌胚抗原1.84ng/ml，鳞状上皮细胞癌抗原1.60ng/ml。

2. 电子胃镜　食管距门齿17～20cm见隆起样新生物，易出血（病例9图1）。

3. 病理　鳞状细胞癌（病例9图2）。

4. 颈胸腹CT　食管上段管壁增厚，符合癌表现；气管两侧、隆突下多发肿大淋巴结；筛窦及左侧上颌窦炎；右肾囊肿；双肺及肝胆胰脾扫描未见异常（病例9图3）。

5. 食管造影　食管上段黏膜破坏中断，管壁僵硬、不规则，可见充盈缺损及龛影，管腔狭窄，钡剂通过受阻，病变长度约为4.0cm（病例9图4）。

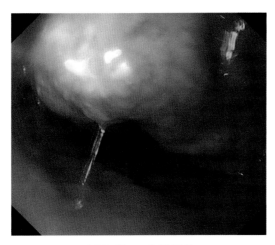

病例9图1　电子胃镜

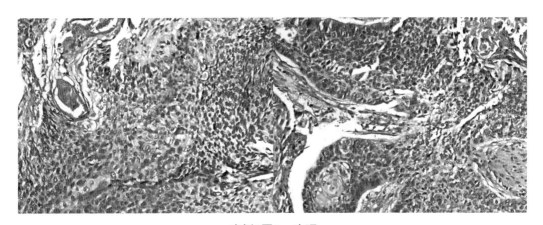

病例9图2　病理

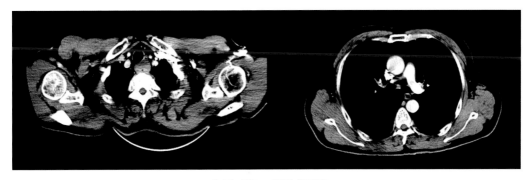

病例9图3　颈胸腹CT

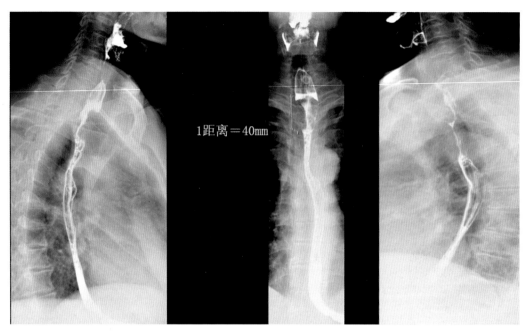

病例9图4　食管造影

四、诊断及治疗原则

诊断：食管上段鳞癌（$cT_{4b}N_2M_0$ ⅣA期，AJCC 8th）。

根据患者影像学资料，外科考虑不可切除。目前，同步放化疗是不可手术切除食管癌的标准治疗方法，本例患者建议首选同步放化疗，若患者拒绝同期化疗，可选择序贯放化疗，化疗方案可选择氟尿嘧啶/紫杉醇联合铂类药物。

五、放射治疗

1. 放疗固定模制作　患者仰卧位，头正中垫枕，体部热塑膜固定，双手交叉抱肘置于额头。

2. 放疗CT扫描　CT扫描具体方法同前。简述如下：体表中心点位置设在靶区中心位置；扫描范围全颈及胸部；扫描层厚3mm。增强扫描，碘对比剂流速为2ml/s，总剂量92ml，延迟时间为50秒。

3. 放疗靶区　肿瘤靶区（GTV）包括GTV-t和GTV-n，GTV-t为食管大体肿瘤，GTV-n为肿大淋巴结；CTV为GTV-t上下方向外扩3cm、前后左右方向外扩0.8cm和肿大淋巴结累及区，并根据解剖结构适当修正；PTV为CTV上下及前后左右方向各外扩0.5cm；PGTV为GTV-t上下外扩1.5cm、前后左右外扩0.8cm和肿大淋巴结累及区。勾画脊髓、肺、心脏等危及器官。

4. 放疗剂量　95% PTV处方剂量50.4Gy/28次，PGTV 60.2Gy/28次。

5. 放疗技术　采用SIB-IMRT。

六、治疗经过

2018-07-16开始放疗，放疗靶区：GTV-t为食管大体肿瘤，GTV-n为双侧气管旁沟、隆突下肿大淋巴结；CTV为GTV-t上下方向外扩3cm、前后左右方向外扩0.8cm和肿大淋巴结累及区，并根据解剖结构适当修正；PTV为CTV上下及前后左右方向各外扩0.5cm；PGTV为GTV-t上下外扩1.5cm、前后左右外扩0.8cm和肿大淋巴结累及区。放疗技术：全程局部同步推量调强放射治疗。放疗计划：95% PTV处方剂量5040cGy/28次（180cGy/次），肿瘤局部（PGTV）6020cGy/28次（215cGy/次），1次/日，5次/周，全程放疗时间5.5周。放疗结束时复查胸部CT：食管癌放疗后，食管上段管壁增厚，纵隔小淋巴结。食管造影示：食管上段正常黏膜消失，管壁僵硬，管腔稍狭窄，钡剂通过尚可。与放疗前影像学资料对比，疗效评价：PR。

放疗后患者序贯TN（紫杉醇240mg D1＋奈达铂140mg D2 q21d）方案化疗4周期，2周期化疗后复查疗效评价：SD，4周期化疗后复查疗效评价：CR（病例9图5，病例9图6）。

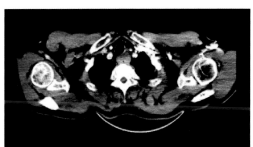

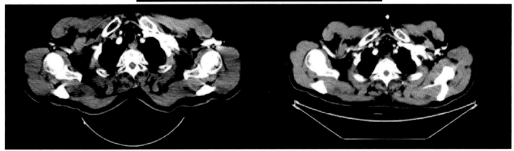

病例9图5　患者放疗前、放疗结束时和辅助化疗后的CT表现
左：放疗前；中间：放疗结束时；右：辅助化疗后。

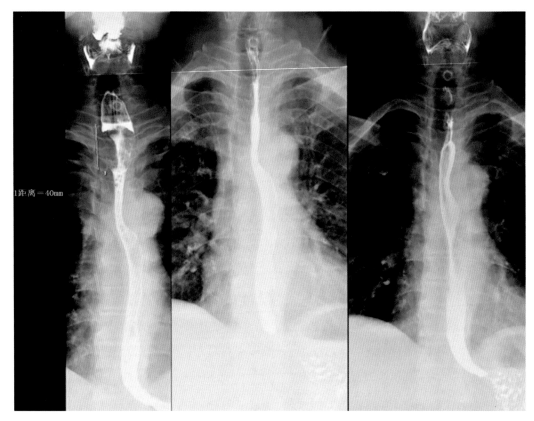

病例9图6　患者放疗前、放疗结束时和辅助化疗后的造影表现
左：放疗前；中间：放疗结束时；右：辅助化疗后。

七、随访与转归

患者放疗前、放疗结束时和辅助化疗后的影像表现见病例9图5，病例9图6。后患者定期复查，目前随访期达56个月，患者疗效评价：持续CR。

八、治疗体会与知识要点

放射治疗是食管癌的主要治疗方法之一，目前精确放疗时代的食管癌5年生存率在30%左右。单纯手术或放疗等单一的治疗模式并不能提高生存，对于局部晚期食管癌而言，放疗联合化疗模式已得到公认，尽管同期放化疗是标准治疗方案，但临床实际工作中并不适合所有患者。序贯放化疗是指先给予足疗程化疗再给放疗，或者放疗后再给予化疗。这种治疗模式尽管治疗强度减弱，但不良反应较小，适合高龄、体质较弱不能耐受同期放化疗或者放疗范围过大预估放疗反应较重的患者。有基础研究显示放疗会导致组织纤维化，血管闭塞和血运减少，化疗药物无法进入肿瘤组织而影响治疗疗效，针对此种情况，同期化疗可能不但起不到杀伤癌细胞的目的，反而增加了不良反应。但是目前序贯放化疗是否提高疗效尚存争议。Gupta A等[1]研究显示对局部晚期食管癌而言，同步放化疗的完全缓解率明显高于序贯放化疗（82.4% vs 35%），同步放化疗组局部控制率明显提高，但放射性肺炎、胃肠道反应等不良事件更明显。我中心一项回顾性研究[2]显示食管伴区域淋巴结转移患者序贯放化疗及同期放化疗组的1、2、3年OS分别为50%、35%、34%及70.4%、45%、14%，但差异无统计学意义。另一回顾性研究[3]显示局部晚期食管癌序贯放化疗组的1、3、5年OS及中位OS为69.9%、41.5%、32.8%和26个月，而同期放化疗组分别为75.6%、43.5%、33.2%和29个月，两组疗效相似（$P=0.583$），分析原因可能是同期放化疗的毒副反应增加可能抵消了同期化疗带来的益处。一项关于70岁以上老年食管癌根治性放化疗的前瞻性研究[4]显示：同期放化疗组预后优于序贯放化疗，但3～4级急性放射性食管炎发生率明显升高，侧面证实了序贯放化疗耐受性更好。总体来讲对一部分特定人群，序贯放化疗存在一定优势和临床价值，值得进一步探讨。

放射治疗在治疗上段食管癌方面具有独特优势，一方面它可以兼顾手术对上纵隔淋巴结不易彻底清除的不足，另一方面可以降低相对于下段食管癌放疗的不良反应。尽管放疗技术的发展为食管癌患者带来了生存获益，但由于食管周围危及器官的剂量限制，使得肿瘤靶区难以获得理想的高剂量，食管癌治疗失败的首要原因始终为局部未控和复发，因而高量减时低毒的治疗模式也许是提高局部控制率及生存的关键。基于RTOG8501和RTOG9405的研究结果，NCCN指南推荐的放疗剂量为50～50.4Gy（1.8～2.0Gy/d）。但我们需要值得注意的是，RTOG9405研究采用二维放疗技术、早期患者比例高。一项纳入55个随机研究的荟萃分析[5]对比了高剂量与常规剂量的调强放疗同期化疗治疗非手术食管癌的疗效，结论显示高剂量组（＞60Gy）的近期疗效、长期局部控制和生存均高于常规剂量组（50～54Gy），且≥3级毒副反应无明显差异。另一项荟萃分析[6]纳入了12项研究，包括10896例接受同步放化疗食管癌患者，结果示≥60Gy的放疗剂量可明显提高局部控制和生存期。美国RTOG90003号报告的核心是：在治疗前提下，尽可能缩短总的治疗时间，提高治疗总剂量。全程局部同步推量调强放疗（simultaneous integrated boost intensity-modulated radiation therapy，SIB-IMRT）技术是在不增加正常组织受照剂量的前提下，实现同一计划内大体肿瘤的局部追加剂量照射，比较符合"高量减时低毒"的要求。目前已有多个Ⅰ/Ⅱ期前瞻性研究[7-9]报道，局部晚期食管癌SIB-IMRT联合化疗，不良反应可耐受，并有改善局部控制和生存的趋势。本中心既往研究结果和上述相似，另外我们还比较了食管癌SIB-IMRT技术的不同剂量分割模式、不同照射野选择、是否联合同期化疗对预后的影响，确定了在食管癌SIB-IMRT PGTV单次分割剂量215cGy基础上增加单次剂量并不能带来生存获益，反而增加了不良反应；食管鳞癌SIB-IMRT采用累及野照射是可行的。

基于上述，本例患者采用的是SIB-IMRT技术，最大单次分割剂量215cGy，因患者拒绝同期化疗，故采取了序贯放化疗，放疗后疗效评价PR，4周期序贯化疗后疗效评价CR，目前随访期已近5年，患者病情稳定，疗效评价为持续CR，患者无进食哽噎、反酸等不适症状，一般情况良好。通过本例患者的诊治给我们的启示是平时一定要重视多学科参与的重要性，不要一味的遵循教条主义，要根据患者的情况具体分析再制订治疗方案。

食管癌是全球发病率、死亡率均居前列的恶性肿瘤，其中，我国病例占全球的一半以上。在西方国家主要为腺癌为主，在我国为代表的东方国家则以鳞状细胞癌为主，占90%以上[10]。其早期症状较隐匿，患者就诊时往往分期较晚。目前国际指南多根据食管腺癌制定，对我国较高发的食管鳞癌未必适用。局部晚期食管鳞癌异质性强，对综合治疗的水平要求较高。放疗是局部晚期食管鳞癌的重要治疗手段，对于不可手术切除的患者，同步放化疗是标准根治性治疗手段，但部分患者因耐受性差或拒绝同期化疗，序贯性放化疗可作为优选方案。随着近年来放射物理技术飞速发展，食管癌的5年生存率由既往的8%~10%提高到22%~30%，但仍处于较低水平。目前有关不可切除食管癌的放疗热点研究主要聚焦于放疗技术、放疗剂量、分割模式、放疗靶区、联合治疗等方面，且很多方面的争议比如高剂量与低剂量、累及野与扩大野、是否联合靶向治疗等尚无明确定论。因此，总结探索食管鳞癌新的诊治策略，重视多学科综合治疗模式，进而改善局部晚期不可切除食管癌的局部控制率和生存对我国临床工作者更具实际意义。

（病例提供者：王　祎　白文文　河北医科大学第四医院）

参考文献

[1]Gupta A，Roy S，Majumdar A，et al.A randomized study to compare sequential chemoradiotherapy with concurrent chemoradiotherapy for unresectable locally advanced esophageal cancer[J].Indian Journal of Medical&Paediatric Oncology Official Journal of

Indian Society of Medical & Paediatric Oncology，2014，35（1）：54–59.

[2]王玉祥，王军，王神，等.食管癌伴区域淋巴结转移三维适形与调强放疗疗效初步比较[J].中华放射肿瘤学杂志，2011，20（6）：489，493.

[3]张安度，韩晶，韩春，等.1257例食管鳞癌三维放疗+化疗的临床研究[J].中华放射肿瘤学杂志，2017，26（5）：517–521.

[4]李雪，章文成，赵路军，等.＞70岁食管癌根治性3DRT+化疗预后分析[J].中华放射肿瘤学杂志，2015，24（2）：111–115.

[5]Song T，Liang X，Fang M，et al.High–dose versus conventional–dose irradiation in cisplatin–based definitive concurrent chemoradiotherapy for esophageal cancer：asystematic review and pooled analysis[J].Expert Rev Anticancer Ther，2015，15（10）：1157–1169.

[6]Sun X，Wang L，Wang Y，et al.High vs.low radiation dose of concurrent chemoradiotherapy for esophageal carcinoma with modern radiotherapy techniques：a meta–analysis[J].Front Oncol，2020，10：1222.

[7]Chen D，Menon H，Verma V，et al.Results of a phase 1/2 trial of chemoradiotherapy with simultaneous integrated boost of radiotherapy dose in unresectable locally advanced esophageal cancer[J].JAMA Oncol，2019，5（11）：1597–1604.

[8]Li C，Ni W，Wang X，et al.A phase Ⅰ/Ⅱ radiation dose escalation trial using simultaneous integrated boost technique with elective nodal irradiation and concurrent chemotherapy for unresectable esophageal cancer[J].Radiat Oncol，2019，14（1）：48.

[9]Zhang Y，Feng W，Gao LT，et al.Long–term follow–up of a phase Ⅰ/Ⅱ trial of radiation dose escalation by simultaneous integrated boost for locally advanced esophageal squamous cell carcinoma[J].Radiother Oncol，2021，159：190–196.

[10]Mao Y，Gao S，Wang Q，et al.Analysis of a registry database for esophageal cancer from high–volume centers in China[J].Dis Esophagus，2020，33（8）：doz091.

病例10 同步放化疗中出现瘘

一、病史摘要

患者男性，71岁，主诉：进行性加重的进食哽噎感伴进食疼痛半年。

现病史： 患者半年前无明显诱因出现进食哽噎感，以进食干硬食物时明显，无明显反酸、恶心、咳嗽、胸痛、发热症状。患者进食哽咽症状进行性加重，并出现进食疼痛。查胃镜示：食管距门齿20～26cm右壁可见溃疡型新生物，边缘隆起，侵及约2/3管周，狭窄（病例10图1）。食管病变病理：鳞状细胞癌（病例10图2）。胸部CT＋增强：食管胸上段管壁增厚，符合食管癌表现；右侧气管旁沟肿大淋巴结（病例10图3）。患者经胸外科医师评定不宜手术治疗，遂为进一步治疗就诊我科。患者发病以来，精神正常，食欲一般，睡眠正常，二便正常，半年体重下降3kg。

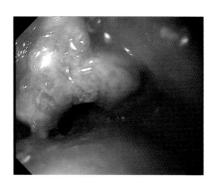

病例10图1 胃镜检查见食管新生物阻塞管腔

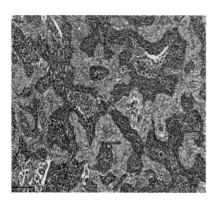

病例10图2 食管新生物病理示
鳞状细胞癌

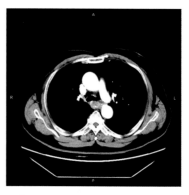

病例10图3 初诊时胸部增强
CT示食管病变

既往史：既往"2型糖尿病"病史2个月，平时未能规律降糖治疗及监测血糖，无高血压、冠心病、肺结核等病史。

二、体格检查

KPS：90分。神清语利，查体合作。颈部及锁骨上区未触及肿大淋巴结。胸廓对称无畸形，呼吸动度两侧对称，双肺叩诊呈清音，两肺呼吸音清晰，未闻及啰音。心律规整，心音有力，未闻及杂音及额外心音。腹软，全腹无压痛、反跳痛及肌紧张，未触及肿物，肠鸣音正常存在无亢进。双下肢无水肿。

三、辅助检查

1. 胃镜、食管病变病理、胸部CT＋增强结果见病例10图1至病例10图3。

2. 食管造影　食管上中段黏膜破坏中断，管壁僵硬、不规则，可见不规则充盈缺损，病变位于胸廓入口至主动脉弓水平，长约4.3cm（病例10图4）。

3. 浅表淋巴结超声　颈部及双锁上未见异常淋巴结。

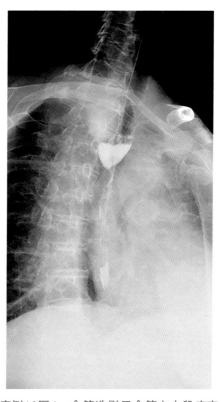

病例10图4　食管造影示食管上中段病变

四、诊断及治疗原则

诊断：食管胸中段鳞状细胞癌（$T_3N_1M_0$ ⅢB期）。根据NCCN指南及CSCO指南推荐的不可手术的食管鳞状细胞癌治疗原则，给予患者同步放化疗。

五、放射治疗

1. 放疗固定模制作　食管胸上、中段癌采用体膜固定。双手抱肘置于额部。

2. 放疗CT扫描　CT扫描具体方法同前。简述如下：体表中心点位置设在双侧乳头下约8cm较平坦部位，前正中、双侧腋中线水平；扫描范围颅底—L_3水平；扫描层厚5mm。增强扫描，碘对比剂流速为2ml/s，总剂量92ml，延迟时间为50秒。

3. 放疗靶区　肿瘤靶区（GTV）定义为以影像学和内镜可见的肿瘤长度。纵隔转移淋巴结GTVnd定义为CT显示肿大淋巴结〔如肿大淋巴结远离原发病灶或（和）触诊可确定的转移淋巴结部位如锁骨上淋巴结、气管旁淋巴结等〕。CTV为食管肿瘤GTV基础上上下各扩2～3cm、周围扩大0.5cm且不超过血管等解剖屏障。颈段、胸上段癌包含颈段食管旁、锁骨上区、2区、3P区、4区、7区等相应淋巴引流区，胸下段包含8区、胃周及腹腔干等相应淋巴引流区。

4. 放疗剂量　95% GTV中位放疗总剂量60Gy/30次。

5. 放疗技术　采用IMRT。

六、治疗经过

1. 放射治疗靶区　GTV：食管病灶，GTVnd：右侧气管旁沟肿大淋巴结。CTV：GTV基础上四周外扩0.8cm，轴向外扩3.0cm，避开生理性解剖学屏障；CTVnd：GTVnd基础上均匀外扩0.5cm，避开生理性解剖学屏障。PTV：CTV及CTVnd基础上均匀外扩0.5cm。剂量：95% PTV 60Gy/30次。

2. 化疗方案　TP×1（紫杉醇210mg D1＋顺铂120mg分次，q21d）。

放疗中期（14次）出现胸背部疼痛及呛咳。查食管造影：食管中段主动脉弓旁可见一瘘口，造影剂经瘘口进入气管（病例10图5）。胸部CT＋强化：食管上中段管壁增厚；食管气管瘘可能；右侧气管旁沟增大淋巴结（病例10图6）。补充诊断：食管气管瘘。予患者鼻–空肠营养管置入术及营养支持并继续放疗。放疗结束后复查胸部CT＋强化示食管病灶缩小（病例10图7），疗效评价：PR。食管造影示瘘口闭合（病例10图8）。

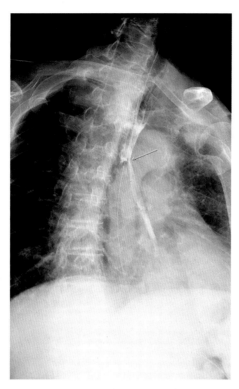

病例10图5　食管造影显示食管瘘并行鼻–空肠营养管置入

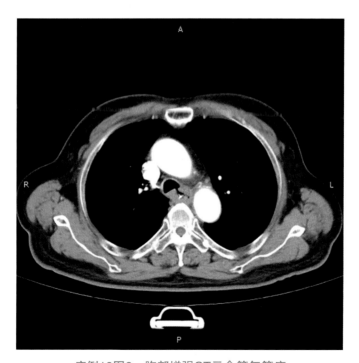

病例10图6　胸部增强CT示食管气管瘘

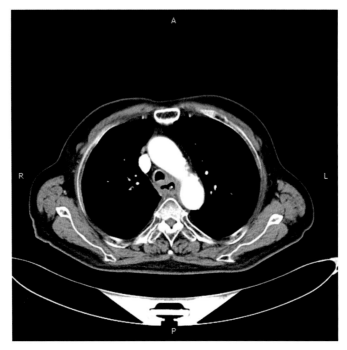

病例10图7　放疗后复查胸部增强CT示食管病变缩小

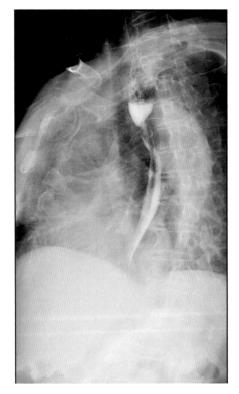

病例10图8　放疗后复查造影提示瘘口闭合

七、随访与转归

患者为食管胸中段鳞状细胞癌（$T_3N_1M_0$ ⅢB期），同步放化疗期间出现食管瘘。予患者鼻-空肠营养管置入术并继续行放射治疗。至放疗结束复查示食管肿瘤明显缩小，瘘口愈合，疗效评价PR。

八、治疗体会与知识要点

对于不可手术切除的食管癌，同步放化疗（CCRT）为标准治疗方案。但CCRT可能对食管管壁造成破坏，肿瘤组织消退速度与正常组织的修复速度不均衡，从而导致食管瘘发生。食管瘘可分为癌性食管瘘及非癌性食管瘘。对于非癌性瘘，食管原发病灶已基本消退，后续治疗重点在于促进瘘愈合。而癌性瘘是临床上比较棘手的情况，也就是原发灶仍需进一步治疗的情况下，如何选择治疗策略。对此目前没有统一的指导意见，但总的治疗策略为尽早封闭瘘口的前提下予以针对食管原发灶的治疗。封闭瘘口可采用手术、支架、鼻饲管等，或是行胃造瘘术旷置瘘口。手术治疗可切除病灶、清除污染源，但术中、术后大出血、严重感染等致死性并发症的风险较高，需要慎重评估。带膜支架可以迅速封闭瘘口且不改变解剖结构，但可能存在不适感、胸痛、支架移位、大出血等并发症。如果穿孔位置过高或局部食管病变处狭窄明显支架无法置入。

本病例经胸外科及介入科医师评估，不建议行手术及支架置入治疗。患者已行鼻-空肠营养管，可在营养科医师指导下继续鼻饲并加强营养支持。对于食管病灶的治疗方案，既往对于放疗中出现食管癌穿孔，是否继续行放射治疗/放化疗仍有争议。早年研究认为继续放疗可能导致穿孔不能愈合或创面扩大，故不建议食管瘘患者继续行放疗。但近些年的研究中，给予良好的营养支持下，同步放化疗是较好的治疗手段。故对于本病例的进一步治疗方案，建议可继续放疗/放化疗。治疗期间严密监测患者营养状态、血常规及生化指标、瘘口愈合情况等。

食管鳞状细胞癌是中国常见的肿瘤之一[1]，对于不可手术的局部晚期食管鳞癌患者，CCRT可以改善患者的生存率[2]。但是，CCRT也可能带来相关并发症，其中食管癌瘘被认为是最严重的并发症之一。虽然其发生率不足10%，但预后差、病死率较高[3]，大多数食管瘘患者在3～4个月死亡，死亡原因主要为出血、感染和营养不良。食管癌瘘在食管癌的治疗中需要高度重视，应做到早预防、早发现、早诊治。目前对于食管瘘的治疗，不管是中国还是国际上缺乏统一的专家共识。手术治疗、支架植入治疗、同步放化疗均有不同程度上的获益，但适应人群各有不同，治疗时应采取个体化治疗方案。对于癌性食管瘘患者，手术治疗可能使一部分患者获益延长生存，但同时并发症风险高[4]。对于支架治疗，大部分学者认为主要应用于晚期或复发食管癌患者的姑息治疗，以缓解食管狭窄、改善生活质量[5-6]。既往研究认为食管瘘是放疗/放化疗的相对禁忌证。然而，一项大型回顾性分析[7]显示食管鳞状细胞癌合并恶性食管瘘患者，对比支持治疗，放疗显著延长总生存期。亦有研究提示，对于癌性食管瘘患者，CCRT可以促进瘘口愈合[8]。近些年的一些研究显示，在营养支持下CCRT是有效的治疗手段，可以明显延长生存，可能使食管癌并发食管瘘的患者生存获益[9-10]。

（病例提供者：甄婵军　河北医科大学第四医院）

参考文献

[1]Bray F，Ferlay J，Soerjomataram I，et al.Global cancer statistics 2018：GLOBOCAN estimates of incidence and mortality worldwide for 36 cancers in 185 countries[J].CA Cancer J Clin，2018，68（6）：394-424.

[2]肖泽芬.食管癌[A]／／殷蔚伯，谷铣之，等.肿瘤放射治疗学（5版）[M].北京：中国协和医科大学出版社，2018：833.

[3]Biancari F，D'Andrea V，Paone R，et al.Current treatment and outcome of esophageal perforations in adults：Systematic review and meta-analysis of 75 studies[J].World J Surg，2013，37（5）：1051-1059.

[4]段德溥，邹济华，才志刚，等.36例食管癌穿孔的手术治疗[J].中国肿瘤临床，2006，33（10）：571-573.

[5]Han XW，Zhao YS，Fang Y，et al.Placement of Transnasal Drainage Catheter and Covered Esophageal Stent for the Treatment of Perforated Esophageal Carcinoma with Mediastinal Abscess[J].Journal of Surgical Oncology，2016，114（6）：725-730.

[6]Chen HY，Ma XM，Ye M，et al.Esophageal perforation during or after conformal radiotherapy for esophageal carcinoma[J].J Radiat Res，2014，55（5）：940-947.

[7]Burt M，Diehl W，Martini N，et al.Malignant esophagorespiratory fistula：management options and survival[J].Ann Thorac Surg，1991，52（6）：1222-1229.

[8]Muto M，Ohtsu A，Miyamoto S，et al.Concurrent chemoradiotherapy for esophageal carcinoma patients with malignant fistulae[J].Cancer，1999，86：1406-1413.

[9]Ma L，Luo GY，Ren YF，et al.Concurrent chemomdiotherapy combined with enferal nutrition support：a radical treatment stragegy for esophageal squamous cell carcinoma patients with malignant fistula[J].Cancer，2017，36（1）：26-33.

[10]Zhen CJ，Bai WW，Zhang P，et al.Treatment mode and prognosis of esophageal perforation after radiotherapy in patients with esophageal carcinoma[J].Front Oncol，2022，12：961902.

病例11 不可手术的食管癌同步放化疗加免疫治疗

一、病史摘要

患者男性，57岁，主诉：吞咽梗阻3个月余，发现左锁骨上包块20余天。

现病史：患者3个月前无明显诱因出现吞咽梗阻，无声音嘶哑、饮水呛咳、胸痛、发热、呕血、黑便等症，后吞咽梗阻进行性加重。20余天前患者扪及左侧颈部肿大包块，大小约3.0cm×4.0cm。患者遂于当地医院就诊，2021-12-23颈部超声提示：左侧颈部实性占位，最大者位于左侧锁骨上窝，大小约4.9cm×3.4cm，边界欠清晰，形态欠规则。2021-12-25胸部CT提示：①食管胸中上段管壁增厚，考虑肿瘤性病变，伴左侧锁骨上窝及纵隔内淋巴结转移可能；②左侧下叶外基底段实性结节，性质待定；③左肺上叶舌段条索灶，双侧胸膜略增厚；④脂肪肝。考虑食管肿瘤，后患者进一步就诊于我院。患者自发病以来精神睡眠尚好，饮食差，小便如常，大便便秘，近1个月体重下降4kg。

既往史：患高血压10余年，目前服用硝苯地平缓释片降压，血压控制可。患糖尿病1年余，服用降糖药二甲双胍，血糖控制不详。否认冠心病史、糖尿病史、肺结核病史。

二、体格检查

KPS评分80分，生命体征平稳。左锁骨上扪及约3.0cm×4.0cm包块，质硬，固定，与周围组织分界不清，无压痛，余全身浅表淋巴结未扪及肿大。胸廓对称，双肺呼吸音清，未闻及明显干湿啰音。心律齐，心界不大，未闻及明显病理性杂音。

三、辅助检查

1. 颈部超声　提示左侧颈部实性占位，最大者位于左侧锁骨上窝，大小约4.9cm×3.4cm。

2. 胸部CT　提示食管胸中上段管壁增厚，考虑肿瘤性病变，伴左侧锁骨上窝及纵隔内淋巴结转移可能（病例11图1）。

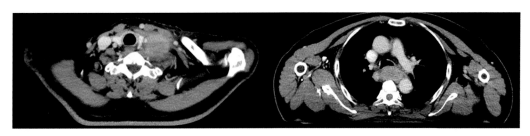

病例11图1　胸部增强CT

3．上消化道内镜　下咽未见明显异常。食管入口距门齿约16cm，距门齿20～26cm可见溃疡型新生物，表覆污秽苔，活检质脆易出血。超声内镜：病灶处食管壁见低回声病变，内部回声不均匀，已侵犯至外膜外，最厚处约17.8mm，病灶周围可见多个淋巴结长大，截面短径最大约9.1mm×9.1mm，胸主动脉、心脏未受侵犯（病例11图2）。病理活检：（锯齿20cm）鳞状细胞癌。

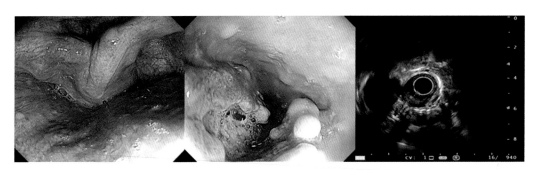

病例11图2　上消化道内镜及超声内镜
左：下咽NBI；中间：食管NBI；右：食管胸上中段。

四、诊断及治疗原则

诊断：胸上段食管鳞癌$cT_3N_3M_0$ IVa期。经评估目前不能手术切除，同步放化疗为标准治疗。可在完成术前放化疗剂量后复查评估，如转化为可切除病灶，则根据患者意愿考虑手术或根治性放化疗。如仍不能切除，则继续完成根治性放化疗。在放化疗基础上可联合免疫治疗。放化疗同时动态评估营养状况，注重营养治疗。

五、放射治疗

1．放疗固定模制作　中、下段及食管胃交界癌采用体膜固定。但考虑到该患者食管病灶位于中段偏上位置，因此采用颈肩膜配合真空袋固定，且双手置体侧。

2．放疗CT扫描　CT扫描具体方法同前。简述如下：体表中心点位置设在双侧乳头下约8cm较平坦部位，前正中、双侧腋中线水平；扫描范围颅底—L_3水平；扫描层厚5mm。增强扫描，碘对比剂流速为2ml/s，总剂量92ml，延迟时间为50秒。

3. 放疗靶区 肿瘤靶区（GTV）定义为以影像学和内镜可见的肿瘤长度。纵隔转移淋巴结GTVnd定义为CT显示肿大淋巴结［如肿大淋巴结远离原发病灶或（和）触诊可确定的转移淋巴结部位如锁骨上淋巴结、气管旁淋巴结等］。CTV为食管肿瘤GTV基础上上下各扩2~3cm、周围扩大0.5cm且不超过血管等解剖屏障，颈段、胸上段癌包含食管旁、锁骨上区、2区、3P区、4区、7区等相应淋巴引流区，胸下段包含8区、胃周及腹腔干等相应淋巴引流区。

4. 放疗剂量 95% GTV中位放疗总剂量60Gy/30次。CTV 50Gy/25F。

5. 放疗技术 采用IGRT。

六、治疗经过

2021-01-13开始放疗，放疗针对肿瘤原发灶及转移淋巴结照射，采用图像引导下调强放疗技术。靶区范围为食管原发灶，阳性淋巴结，亚临床病灶及淋巴结引流区。第一阶段计划设计按处方剂量为PTV 60Gy/30F进行。拟行25次后修改放疗计划，针对食管原发灶和阳性淋巴结继续加量10Gy/5F。食管原发灶GTV和阳性淋巴结GTVn剂量达到60Gy/30F。亚临床病灶CTV剂量为50Gy/25F。

2021-01-12、2021-02-15行两周期同步化疗，化疗方案为：白蛋白紫杉醇注射液（白蛋白紫杉醇180mg/m²）300mg静脉滴注D1＋顺铂（75mg/m²）40mg静脉滴注D1~D3，联合信迪利单抗174mg免疫治疗（病例11图3，病例11图4）。患者治疗前PG-SGA评分为8分，存在中度营养不良，给予了口服营养补充，治疗期间动态评估营养状态有所改善。治疗中发生2级放射性食管炎，2级中性粒细胞降低，予以对症支持治疗后好转。未发生严重不良反应。2周期同步化疗结束后，继续予以信迪利单抗免疫维持治疗至12个月。

七、随访与转归

患者同步放化疗联合免疫治疗期间，以及后续免疫维持治疗期间，耐受性均良好。治疗后2年后随访的CT，疾病处于CR的状态（病例11图5）。上消化道内镜见食管瘢痕改变，未见确切新生物。血常规、血生化、心电图等无明显异常。未发生放射性肺炎或免疫相关性肺炎。免疫维持治疗期间甲状腺功能降低，予以优甲乐激素替代治疗后好转。目前患者仍在持续随访中。

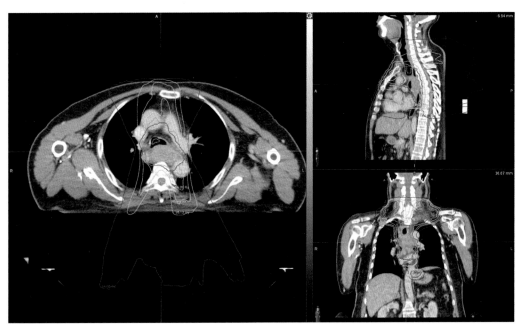

病例11图3　第1阶段放疗计划的剂量分布

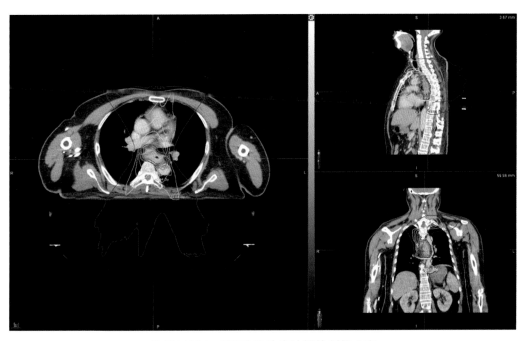

病例11图4　第2阶段放疗计划的剂量分布

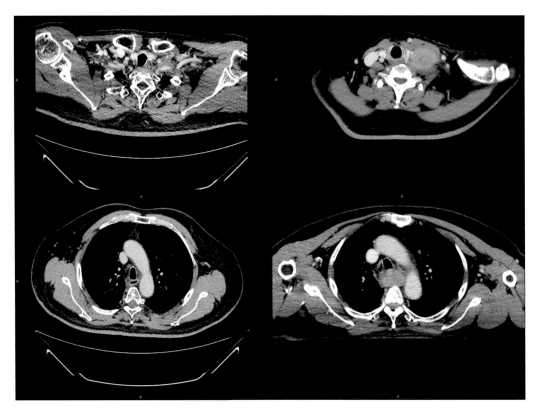

病例11图5　影像学随访

八、治疗体会与知识要点

该患者为胸上段食管癌，与环咽肌距离<5cm，临床N$_3$淋巴结转移，属于不能手术切除的情形。患者KPS评分为80分，可以耐受同步放化疗，根据当前指南推荐的标准治疗为根治性同步放化疗[1-2]。尽管同步放化疗是不可手术食管癌患者的标准治疗，但相当多的患者治疗后仍会发生局部复发或远处转移。2年的生存率为35%～40%，5年生存率为20%，仍有很大的医疗需求亟待满足。近年来，免疫治疗取得了令人鼓舞的疗效。在晚期食管癌中，帕博利珠单抗、纳武利尤单抗和信迪利单抗等疗效已得到了验证[3]。在不可手术的局部晚期食管癌中，同步放化疗联合免疫治疗可能进一步提高疗效。但目前，食管癌同步放化疗联合PD-1单抗的数据尚欠缺。目前我们正在进行一项前瞻性、多中心、单臂的同步放化疗联合信迪利单抗免疫治疗的临床研究（ChiCTR2100055096），入组患者的初步分析表明治疗的安全性和疗效均较好。患者经知情同意自愿参加该临床研究，经治疗后取得了较好的效果，且不良反应在可接受的范围内。期待研究的最终结果能进一步验证同步放化疗联合免疫治

疗的有效应和安全性。

食管癌治疗需经过MDT讨论，根据患者的分期，一般情况及基础疾病等制订相应的治疗方案[4]。早期食管癌（$cT_{is}-cT_{1a}N_0$）的患者可以采用内镜治疗，$cT_{1b}-cT_2N_0$的早期食管癌可以单纯行食管切除术。除了以上情形之外的局部进展期食管癌均需要采用手术、放疗和化疗结合的综合治疗。对于$cT_{1b}-cT_2N+$或cT_3-T_{4a}任何N的胸段食管癌，术前同步放化疗或术前化疗＋手术是推荐的治疗模式。对于不可手术切除的食管癌，根据KPS评分分层之后，采用根治性同步放化疗，根治性放疗或最佳支持治疗等措施[5]。其中，不可手术的含义包括肿瘤侵犯临近重要器官而不能切除，因基础疾病而不能耐受手术，以及患者拒绝手术。在同步化疗的方案选择，早期的RTOG8501试验采用的是氟尿嘧啶＋顺铂。随后紫杉类药物，包括紫杉醇＋顺铂、多西他赛＋顺铂，以及FOLFOX方案等也被证明是有效的。白蛋白紫杉醇同属于紫杉类化疗药物，但具有更好组织分布特性，且不需激素预处理，适于和免疫治疗联合应用。故本例患者选择了白蛋白紫杉醇联合顺铂的化疗方案。

对于可切除的局部晚期食管癌，CROSS研究和9010研究验证了术前放化疗联合手术对比单纯手术治疗能够带来获益。然而，有相当一部分食管癌不适宜行手术切除，包括侵犯重要器官而无法切除，以及距离环咽肌距离小于5cm的患者等。对于这些无法手术的患者，RTOG8501研究证实了同步放化疗对比单纯放疗显著延长了生存期，同步放化疗因而成为不可手术的局部晚期食管癌的标准治疗。放疗剂量NCCN等欧美指南多推荐为50Gy，而我国的放疗指南则推荐为60Gy以上。我国大多数中心食管癌放疗临床实践中采用的剂量仍是60Gy以上。此外，在40Gy的术前放化疗剂量完成后要进行再次评估。有部分初始为不手术的患者，经过术前放化疗转为可手术切除。如仍为不可手术切除，或患者拒绝手术治疗，则继续完成根治性放化疗。本病例患者完成术前放疗剂量后评估仍为不可切除疾病，故继续完成了根治性放化疗。

食管癌患者营养不良发生率高。食管癌患者的营养不良会影响治疗的顺利进行，降低患者的生存期。因此，营养评估和营养治疗对于接受食管癌放化疗的食管癌患者非常重要[6]。肿瘤患者的营养评估通常采用患者主观整体评估（patient-generated subjective global assessment，PG-SGA）工具，是美国营养师协会和中国抗癌协会肿瘤营养与支持专业委员会推荐的首选方法[7]。营养治疗首选肠内营养途径，适应证主要有：中重度吞咽梗阻、1个月内体重下降>5%、PG-SGA评分≥4分等，且患者消化功能正常。营养治疗可首先采用口服营养补充（oral nutritional supplements，ONS）。动态评估营养指标，如不能达标，进一步采用管饲，包括经鼻置管或经皮胃造瘘。营养素的比配采用高蛋白、高脂肪、低碳水化合的配方。注意在营养治疗实施中的质量控制。在该患者的治疗中，我们注重营养治疗，为放化疗的顺利完成提供了保障。

近年来，免疫治疗在多种肿瘤中都取得了令人鼓舞的效果。在食管癌中，免疫治疗也是当前的研究热点。Keynote181研究过结果表明，对于PD-L1 CPS≥10的患者，帕博利珠单抗对比化疗，可以改善一线治疗后进展的食管鳞癌患者的生存[8]。ORIENT15研究表明，对于局部晚期或转移性食管鳞癌，信迪利单抗联合化疗作为一线治疗，对比化疗显著改善了患者的生存[9]。免疫治疗与放疗联合应用的研究也是研究热点。例如，在局部晚期非小细胞肺癌中，Pacific研究表明同步放化疗后度伐利尤单抗免疫维持治疗，对比安慰剂可将5年的死亡风险降低42%[10]。Checkmate 577研究证实对于新辅助放化疗后未达到pCR的食管癌，纳武利尤单抗免疫维持治疗可显著延长中位OS。Keynote 975试验研究了对于不可手术切除的局部晚期食管癌，在同步放化疗的基础上加入帕博利珠单抗，对比同步放化疗加安慰剂的效果，研究目前正在进行中[11]。我中心目前也正在进行一项同步放化疗联合信迪利单抗治疗不可手术切除的局部晚期食管癌的Ⅱ期临床研究。（ChiCTR2100055096）研究目前已纳入了40例患者。初步分析表明，同步放化疗联合信迪利单抗有不错的疗效，不良反应可耐受，且安全性较好。此外，新辅助放化疗联合免疫治疗的临床研究目前正在进行中。

（病例提供者：贾洪源　李　涛　四川省肿瘤医院）

参考文献

[1]Ajani JA，D'Amico TA，Bentrem DJ，et al.NCCN clinical practice guidelines in oncology（NCCN guidelines）：esophageal and esophagogastric junction cancers（version 2.2023）[J].J Natl Compr Canc Netw，2023，21（4）：393-422.

[2]中国临床肿瘤学会指南工作委员会编写.中国临床肿瘤学会（CSCO）食管癌诊疗指南（2022年版）[M].北京：人民卫生出版社，2022.

[3]Victoria E.Wang，Jennifer R.Grandis，Andrew H.Ko.New Strategies in Esophageal Carcinoma：Translational Insights from Signaling Pathways and Immune Checkpoints[J].Clin Cancer Res 1 September，2016，22（17）：4283-4290.

[4]Rustgi AK，El-Serag HB.Esophageal carcinoma[J].New England Journal of Medicine，2014，371（26）：2499-2509.

[5]Herskovic A，Martz K，Al-Sarraf M，et al.Combined chemotherapy and radiotherapy compared with radiotherapy alone in patients with cancer of the esophagus[J].N Engl J Med，1992，326（24），1593-1598.

[6]吕家华，李涛，谢丛华，等.食管癌放疗患者肠内营养专家共识[J].肿瘤代谢与营养电子杂志，2015，4：29-32.

[7]Bauer J，Capra S，Ferguson M.Use of the scored Patient-Generated Subjective Global Assessment（PG-SGA）as a nutrition assessment tool in patients with cancer[J].European journal of clinical nutrition，2002，56（8）：779-785.

[8]David R.Spigel，Corinne Faivre-Finn，Jhanelle Elaine Gray，et al.Five-year survival outcomes with durvalumab after chemoradiotherapy in unresectable stage III NSCLC：An update from the PACIFIC trial.Journal of Clinical Oncology，2021，39（15_suppl）：8511-8511.

[9]Kojima T，Shah MA，Muro K，et al.Randomized phase III KEYNOTE-181 study of pembrolizumab versus chemotherapy in advanced esophageal cancer[J].Journal of Clinical Oncology，2020，38（35）：4138-4148.

[10]Shen L，Lu ZH，Wang JY，et al.LBA52 Sintilimab plus chemotherapy versus chemotherapy as first-line therapy in patients with advanced or metastatic esophageal squamous cell cancer：first results of the phase III ORIENT-15 study[J].Annals of Oncology，2021，32（5）：S1330.

[11]Shah MA，Bennouna J，Doi T，et al.KEYNOTE-975 study design：a Phase III study of definitive chemoradiotherapy plus pembrolizumab in patients with esophageal carcinoma[J].Future Oncology，2021，17（10）：1143-1153.

病例12　晚期食管癌寡转移

一、病史摘要

患者男性，69岁，主诉：进行性吞咽困难2个月余，左侧肩部疼痛1个月余。

现病史：患者于入院前2个月余无明显诱因出现进食后吞咽哽噎感，起初为进食干饭后梗阻，后加重进食流质饮食梗阻，无其他不适，未予诊治。1个月前出现左侧肩胛部疼痛，以夜间明显。门诊行胃镜提示距门齿25～30cm处见食管肿物，管腔略狭窄，触之易出血，行内镜下活检（病例12图1）。超声内镜示：病变最厚处约27mm，病变侵及食管全层（病例12图2），为进一步治疗收住院。

既往史：既往体健，否认高血压、糖尿病、冠心病、肺结核等病史。

二、体格检查

KPS：90分。生命体征平稳，神清合作，全身浅表淋巴结未扪及肿大，胸廓对称。双肺呼吸音清，未闻及明显干湿啰音。心律齐，心界不大，未闻及明显病理性杂音。腹平软，未扪及包块及结节，无压痛及反跳痛，移动性浊音阴性。双下肢无水肿。

三、辅助检查

1. 上消化道内镜及超声内镜检查见病例12图1、病例12图2。

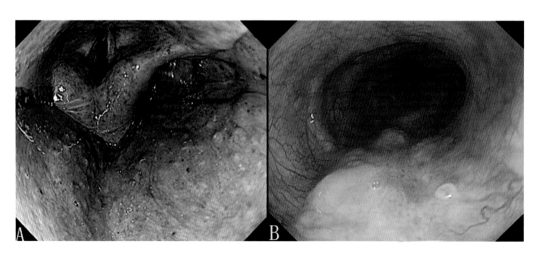

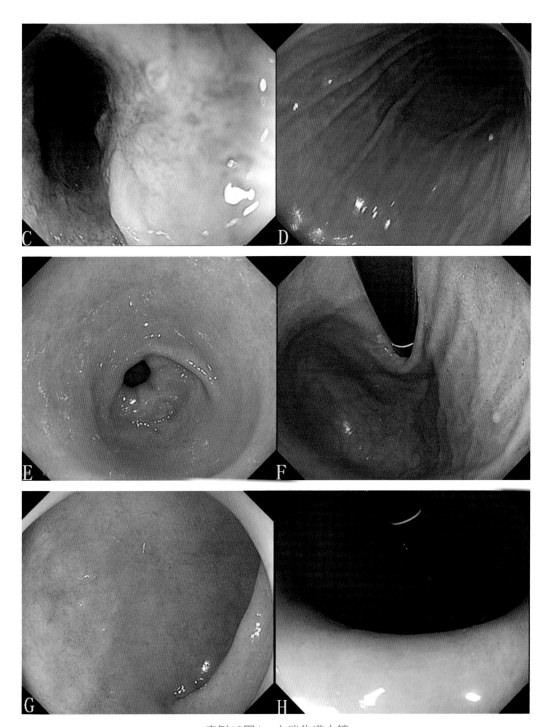

病例12图1　上消化道内镜

A：下咽 NBI；B：距齿 27cm；C：距齿 27cm NBI；D：胃体；E：胃窦；F：胃底；G：球部；
H：胃角。

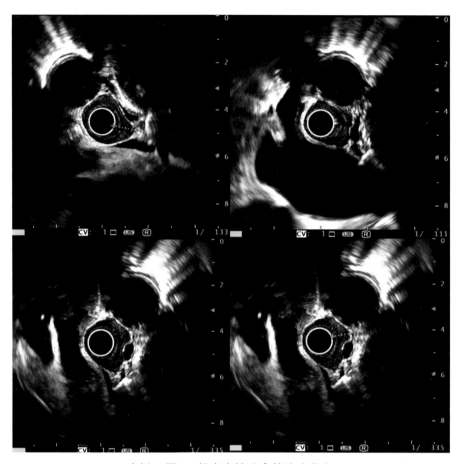

病例12图2　超声内镜（食管胸中段）

2. 病理结果　（距齿27cm）低分化癌，考虑为鳞状细胞癌。

3. 上消化道造影　食管胸中上段癌（病例12图3）。

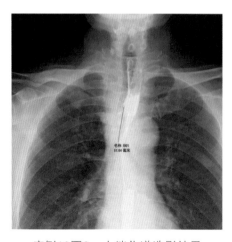

病例12图3　上消化道造影结果

4. 骨扫描　左侧第4～第6后肋代谢增高灶，骨转移可能性大，建议密切随诊。

5. 胸部增强MRI　左侧肩胛骨下份异常信号影伴周围软组织增厚，考虑骨转移（病例12图4）。

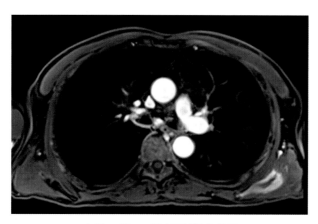

病例12图4　胸部增强磁共振

四、诊断及治疗原则

诊断：胸中段食管低分化鳞癌（$cT_3N_xM_{1b}$，cⅣB期）。以全身治疗为主或最佳支持治疗；必要时可配合局部治疗。

五、放射治疗

1. 放疗固定模制作　中、下段及食管胃交界癌采用体膜固定。但考虑到该患者肩胛骨转移，后期可能需要进行转移灶放疗，且食管病灶位于中段偏上位置，因此采用颈肩膜配合真空袋固定，且双手置体侧。

2. 放疗CT扫描　CT扫描具体方法同前。简述如下：体表中心点位置设在双侧乳头下约8cm较平坦部位，前正中、双侧腋中线水平；扫描范围颅底—L_3水平；扫描层厚5mm。增强扫描，碘对比剂流速为2ml/s，总剂量92ml，延迟时间为50秒。

3. 放疗靶区　肿瘤靶区（GTV）定义为以影像学和内镜可见的肿瘤长度。纵隔转移淋巴结GTVnd定义为CT显示肿大淋巴结［如肿大淋巴结远离原发病灶或（和）触诊可确定的转移淋巴结部位如锁骨上淋巴结、气管旁淋巴结等］。

CTV为食管肿瘤GTV基础上上下各扩2～3cm、周围扩大0.5cm且不超过血管等解剖屏障，颈段、胸上段癌包含颈段食管旁、锁骨上区、2区、3P区、4区、7区等相应淋巴引流区，胸下段包含8区、胃周及腹腔干等相应淋巴引流区。考虑到该患者为

ⅣB期患者，不进行CTV照射。

4. 放疗剂量　95% GTV中位放疗总剂量60Gy/30次。CTV 50Gy/25F。

5. 放疗技术　采用IGRT。

六、治疗经过

2020-11-26开始化疗，予以紫杉醇210mg静脉滴注D1＋卡铂450mg静脉滴注D1全身化疗，共4周期。

2020-11-28开始同步放疗，针对食管病灶及阳性淋巴结，采用图像引导下IMRT放疗，分割剂量：GTV 2.0Gy/F，1次/日，阳性淋巴结GTVn 2.0Gy/F，1次/日，亚临床病灶CTV 2.0Gy/F，1次/日，第一阶段共完成25次。2021-01-04继续针对食管病灶及阳性淋巴结，采用图像引导下IMRT放疗，分割剂量：食管病灶PGTV 2.0Gy/F，1次/日，阳性淋巴结GTVn 2.0Gy/F，1次/日，共完成5次。

2021-01-18针对左肩胛骨、肋骨、淋巴结转移灶放疗，采用图像引导下IMRT放疗，分割剂量：PGTV（左肩胛骨、肋骨、淋巴结转移灶）4.0Gy/F，1次/日，PCTV（亚临床病灶）3.0Gy/F，1次/日，2021-03-24完成10次放疗。

放疗结束后复查胸部影像结果见病例12图5。

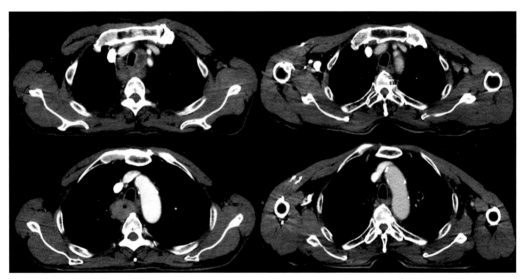

病例12图5　放疗结束后复查胸部影像结果
左侧一列为放疗后的，右侧一列为放疗后的。

七、随访与转归

患者治疗后1年半复查胸部增强CT示食管壁增厚明显缓解，纵隔淋巴结较前明显缩小。胸部增强MRI示左侧肩胛骨转移灶较前缩小，强化较前减弱。同时患者自述肩胛部疼痛基本消失。疗效评价为PR。

八、治疗体会与知识要点

患者老年男性，病程短，以进行性吞咽困难为主要症状，经完善检查后考虑为食管胸中段鳞癌伴骨转移，由于患者仅有一处孤立转移灶，且一般情况较好，故采用了一线进行食管根治性同步放化疗联合免疫治疗，后续又进行了骨转移灶局部放疗。患者治疗后1年半复查胸部增强CT示食管壁增厚明显缓解，纵隔淋巴结较前明显缩小。胸部增强MRI示左侧肩胛骨转移灶较前缩小，强化较前减弱。同时患者自述肩胛部疼痛基本消失。疗效评价为PR。

我国是食管癌高发国家，如何提高患者早期诊断率及治疗率固然是提高患者预后的重要因素，但不可忽视的是现实世界中大部分患者初诊时处于局部晚期或寡转移阶段，如何提高这部分患者的无进展生存时间同样重要。食管癌的诊疗过程需要内科、外科、放疗科及营养科等众多科室的通力合作，采取开放、严谨的态度最大限度造福患者。

寡转移的概念最早由Hellman和Weichselbaum提出，是指介于局限性病变和广泛转移之间的一种中间状态[1]。其临床表现为有限数目的转移灶以及相对稳定的疾病状态，反映出肿瘤的生物学行为相对广泛转移者更为"温和"。与广泛转移患者相比，寡转移的患者具有根治的机会，在有效的系统治疗的基础上，更可能从手术、放疗、射频消融等局部治疗中获益[2]。寡转移的概念涵盖多个方面，包括肿瘤转移病灶的数目和累及器官数目、病灶的进展速度等[3]。近年来，寡转移的概念在肺癌、结直肠癌、前列腺癌等多种肿瘤得到了肯定[4]。例如结直肠癌伴局限性的肝转移者，可以在系统治疗的基础上，行结肠癌病灶和肝转移灶的根治性切除。与这些肿瘤相比，在食管癌中，寡转移的研究尚有待进一步深入。本例患者为左肩胛骨单一病灶转移，符合寡转移的定义。患者转移的部位为肩胛骨，不适宜行手术治疗，放疗是最适合的局部治疗。我们在化疗联合免疫治疗的基础上，对该患者进行了食管病灶的根治性放化疗，以及寡转移病灶大分割局部治疗。随访至18个月时，患者生活状态良好，食管未见肿瘤细胞，肩胛骨转移灶呈现治疗后改变，无明显疼痛，全身未见新增转移灶。患者生存期已远超Ⅳ期转移性食管癌患者的中位生存时间，但鉴于寡转移病变的特点，尚需要更长时间的随访来评估远期疗效。

遗憾的是，该患者后续的随访工作没有及时跟上。对其预后无法做出很好的判断。不利于后续工作的优化。另外，对于这类转移的患者，辅助化疗、免疫治疗都值得进一步研究。

食管癌在全球范围内的发病率排名第七，死亡率排名第六，其中鳞状细胞癌在全球食管癌患者中占比高达70%，而在亚洲人群中更是高达90%以上[5]。对于寡转移食管癌来说，由于患者初治时转移灶小于5个，在治疗方案选择时应更倾向于相对积极的方案。根据欧洲放疗肿瘤学会的共识，寡转移患者在以下两种情况下应选择相对更积极的治疗措施：①初诊时远处转移灶<5个，累及的器官数目<2个；②发病时间<3个月。相关的国外临床试验数据有MD ANDERSON回顾性研究中对于85例食管腺癌患者的随访结果显示，进行了全身化疗及局部放疗的患者OS及PFS优于未进行术后治疗的患者[6]。国内的一项研究纳入了34例食管鳞癌寡转移患者，结果发现接受术后放化疗的患者PFS及OS率均优于未进行术后治疗的患者[7]。对于食管癌术后治疗及新辅助治疗来说，CROSS研究和5010研究仍是目前的基础模式[8, 9]，但对于标准模式治疗下的寡转移患者来说，如何探索新的可行治疗方案，同时保证不良反应小是目前临床亟待解决的问题。基于此，免疫治疗联合化疗的模式已成为目前晚期食管鳞癌的一线标准方案，特别是随着CheckMate577结果的公布，免疫治疗可显著改善术后远处转移的风险，延长患者DFS，使越来越多的患者可从免疫治疗中获益[10]。

（病例提供者：白寒松　李　涛　四川省肿瘤医院）

参考文献

[1]Hellman S，Weichselbaum RR.Oligometastases[J].J Clin Oncol，1995，13（1）：8–10. doi：10.1200/JCO.1995.13.1.8.PMID：7799047.

[2]康晓征，张瑞祥，王镇，等.寡转移或寡进展型食管鳞状细胞癌的概念梳理与外科展望[J].中华外科杂志，2022，60（2）：122–127.DOI：10.3760/cma.j.cn112139–20210818–00378.

[3]Gutiontov SI，Pitroda SP，Weichselbaum RR.Oligometastasis：Past，Present，Future[J].Int J Radiat Oncol Biol Phys，2020，108（3）：530–538.doi：10.1016/

j.ijrobp.2020.02.019.PMID：32976785.

[4]Dingemans AC，Hendriks L，Berghmans T，et al.Definition of synchronous oligometastatic non-small cell lung cancer-a consensus report[J].J Thorac Oncol，2019，14（12）：2109-2119.DOI：10.1016/j.jtho.2019.07.025.

[5]Sung H，Ferlay J，Siegel RL，et al.Global cancer statistics 2020：GLOBOCAN estimates of incidence and mortality worldwide for 36 cancers in 185 countries[J].CA Cancer J Clin，2021，71（3）：209-249.doi：10.3322/caac.21660

[6]Iwatsuki M，Harada K，Wang X，et al.The prognostic factors associated with long-term survival in the patients with synchronous oligometastatic esophageal adenocarcinoma[J].J Clin Oncol，2019，37（15 Suppl）：e15523.DOI：10.1200/JCO.2019.37.15_suppl.e15523.

[7]Liu Q，Zhu Z，Chen Y，et al.Phase 2 study of stereotactic body radiation therapy for patients with oligometastatic esophageal squamous cell carcinoma[J].Int J Radiat Oncol Biol Phys，2020，108（3）：707-715.DOI：10.1016/j.ijrobp.2020.05.003.

[8]Eyck BM，van Lanschot J，Hulshof M，et al.Ten-year outcome of neoadjuvant chemoradiotherapy plus surgery for esophageal cancer：the randomized controlled CROSS trial[J].J Clin Oncol，2021，39（18）：1995-2004.DOI：10.1200/JCO.20.03614.

[9]Yang H，Liu H，Chen Y，et al.Long-term efficacy of neoadjuvant chemoradiotherapy plus surgery for the treatment of locally advanced esophageal squamous cell carcinoma：the NEOCRTEC5010 randomized clinical trial[J].JAMA Surg，2021，156（8）：721-729.DOI：10.1001/jamasurg.2021.2373.

[10]Kelly RJ，Ajani JA，Kuzdzal J，et al.Adjuvant nivolumab in resected esophageal or gastroesophageal junction cancer following neoadjuvant chemoradiotherapy：expanded efficacy and safety analyses from CheckMate 577[A].J Clin Oncol，2021，39（15 Suppl）：219s.DOI：10.1200/JCO.2019.37.15_suppl.e15523.

病例13 晚期食管癌广泛转移

一、病史摘要

患者男性，71岁，主诉：嗳气3个月，腹痛腹胀半个月。

现病史： 患者3个月余前出现进食后嗳气，于当地诊所自服口服药不能缓解，半个月前，出现间断腹痛腹胀，无恶心、呕吐，无泛酸，无呕血、咯血等不适，于外院输注对症药物后不能缓解。2021-01-18于当地医院就诊，行胃镜检查示食管胸下段癌？胃底黏膜下隆起；取活检提示：（胃底）黏膜中度慢性炎，灶区腺体息肉样增生，（食管胸下段）鳞状上皮高级别上皮内瘤变，局灶疑有浅表性癌形成。CT提示：①食管胸下段增厚，食管癌？②上纵隔淋巴结增大，大者位于左侧气管食管沟，与邻近气管及食管分界不清，考虑转移；③肝脏多发占位，考虑转移，肝胃间隙、门腔间隙及肝门多发淋巴结肿大，考虑转移，大者位于肝胃间隙，于邻近胃壁分界不清。肝脏活检提示：（右肝包块）查见低分化癌。现患者为求进一步治疗入院，患者自发病以来精神睡眠食欲较差，大小便如常，近3个月体重下降5kg。

既往史： 患者既往体健，否认高血压、冠心病、糖尿病史、肺结核病史。

二、体格检查

KPS：90分。生命体征平稳，神清合作，头颅五官无畸形，全身浅表淋巴结未扪及肿大，胸廓对称。双肺呼吸音清，未闻及明显干湿啰音。心律齐，心界不大，未闻及明显病理性杂音。腹平软，未扪及包块及结节，无压痛及反跳痛，移动性浊音阴性。双下肢无水肿。

三、辅助检查

1. 心脏彩超　心脏结构及血流未见明显异常；左室舒张功能降低。

2. 胸全腹CT平扫＋增强　食管胸中下段管壁不均匀增厚强化，符合食管癌表现，请结合临床及内镜检查（病例13图1）。肝胃间隙、门腔间隙、腹膜后、纵隔及右肺门多发稍大、增大淋巴结，考虑转移性淋巴结可能。肝内多发稍低密度结节肿块影，考虑转移瘤所致（病例13图2）。双肺轻度肺气肿，双肺少许慢性炎症，双肺下叶间质性改变。

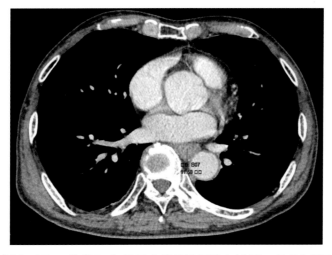

病例13图1　胸部CT扫描示食管管壁不均匀增厚，考虑食管癌

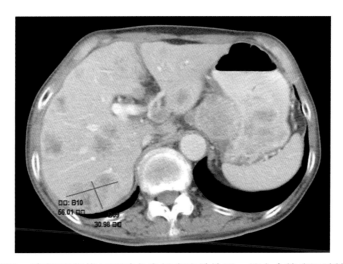

病例13图2　腹部CT扫描示肝脏多发低密度肿块影，符合食管癌肝脏转移表现

3．超声内镜　食管胸下段管壁明显增厚，呈低回声改变，内部回声不均匀，侵犯至外膜外，最厚处约1.5cm（病例13图3）。

4．病理诊断　低分化鳞状细胞癌。肿瘤细胞免疫表型：CK5/6（＋）、P16（－）、P40（＋）、P63（＋）、CgA（－）、INSM1（－）、Syn（－）、Ki-67（80%），支持上述诊断。PD-L1表达检测：PD-L1蛋白表达CPS＝6.67。

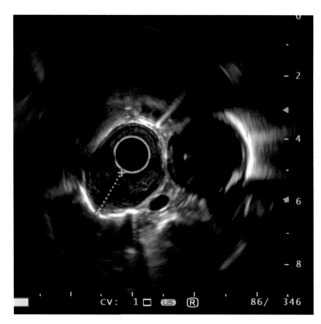

病例13图3　超声内镜示食管胸下段管壁明显增厚

四、诊断及治疗原则

诊断：食管胸下段鳞癌伴纵肝脏及腹膜后淋巴结转移（$cT_3N_2M_1$ ⅣB期），患者为晚期食管鳞癌伴多发转移，治疗方面首选化疗联合免疫治疗方案。患者年龄偏大，故化疗方案中用卡铂替代顺铂，采用紫杉醇＋卡铂联合信迪利单抗免疫治疗。化疗期间注意营养支持治疗。

五、放射治疗

1. 放疗固定模制作　中、下段及食管胃交界癌采用体膜固定。

2. 放疗CT扫描　CT扫描具体方法同前。简述如下：根据放疗部位设置中心点；扫描层厚5mm。增强扫描，碘对比剂流速为2ml/s，总剂量92ml，延迟时间为50秒。

3. 放疗靶区　患者为广泛转移的食管癌患者，以全身治疗为主。如有局部症状，如吞咽梗阻、骨痛等，以及全身治疗后局部进展的病灶，可考虑行姑息性放疗。肿瘤靶区（GTV）定义为以影像学和内镜可见的肿瘤。纵隔转移淋巴结GTVnd定义为CT显示肿大淋巴结［如肿大淋巴结远离原发病灶或（和）触诊可确定的转移淋巴结部位如锁骨上淋巴结、气管旁淋巴结等］。进行累及病灶放疗，不进行CTV照射。

4. 放疗剂量　转移灶可采用大分割或SBRT方式放疗。食管病灶可采用常规分或大分割照射。

5. 放疗技术　采用IGRT。

六、治疗经过

2021-02-03行第1周期化疗联合免疫治疗，具体方案为：紫杉醇210mg静脉滴注D1＋卡铂400mg静脉滴注D1＋信迪利单抗200mg静脉滴注D1，q3w。同时予止吐、保肝、抗过敏、补液对症等治疗，治疗过程顺利。2021-02-24行第2周期化疗联合免疫治疗，方案同上。2021-03-05胸全腹CT平扫＋增强＋三维重建，与2021-02-05旧片对比：食管胸中下段管壁稍厚，较前明显减轻，随诊。门腔间隙、腹膜后、纵隔及右肺门多发稍大及增大淋巴结，右肺门淋巴结较前相似，余较前缩小、部分显示不清。肝内多发强化结节影，较前明显缩小、减少（病例13图4）。复查结果示：PR。

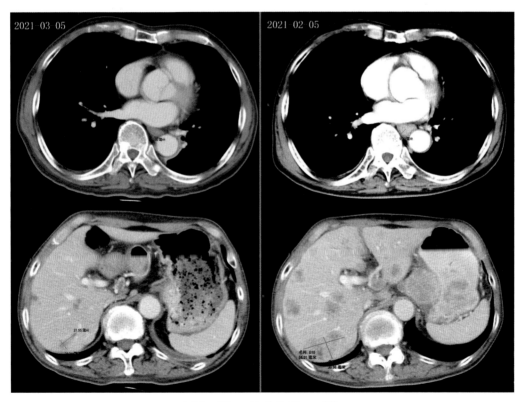

病例13图4　治疗前后CT对比1

2021-03-17、2021-04-07行第3、第4周期化疗联合免疫治疗，方案同上。2021-04-12胸部CT平扫，与2021-03-05旧片对比：食管胸中下段管壁稍厚，较前类似，随诊。扫及门腔间隙、腹膜后、纵隔及右肺门区多发稍大淋巴结，右肺门区及纵隔内部分淋巴结较前稍增大，余较前稍缩小。扫及肝内多个稍低密度结节影，较前缩小、减少，请结合腹部检查（病例13图5）。复查结果示：PR。

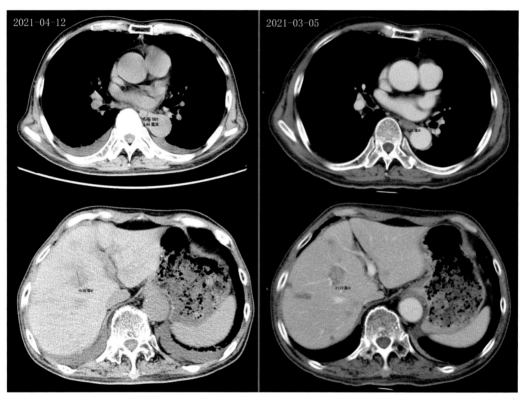

病例13图5　治疗前后CT对比2

后续使用信迪利单抗免疫维持治疗，3个月后复查示：2021-07-10胸、全腹CT平扫＋增强＋三维重建，与2021-04-12旧片对比：食管胸中下段管壁稍厚强化，较前相似，请结合临床及随诊。胃壁小弯侧结节，肝胃间隙增大淋巴结可能，与邻近胃壁分界不清，较前明显；右侧心膈角区稍大淋巴结，较前缩小，余纵隔、右肺门、门腔间隙、腹膜后多发小及增大淋巴结，较前基本相似；请随诊。肝内多发结节，肝右前叶上段结节较前增大，余较前缩小、部分显示欠清（病例13图6）。复查结果示：PD。

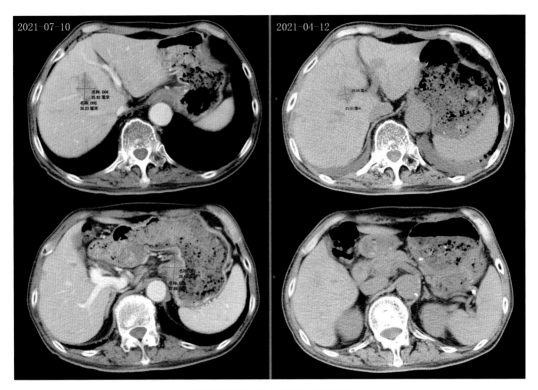

病例13图6　3个月后复查所见

患者肝脏病灶进展，肝胃间隙、腹膜后新增肿大淋巴结，提示肿瘤进展。再次申请MDT会诊制订下一步治疗方案，根据MDT讨论结果，于肝脏病灶再次穿刺活检，病理结果示：活检小组织，查见低分化癌，结合免疫组化结果，符合鳞状细胞癌。肿瘤免疫表型：P16（－）、P40（＋）、CK5/6（＋）、Ki-67（＋，约80％）、Ckpan（AE1/AE3）（＋）。送检基因检测示：查见ERBB2基因突变，再次送检PD-L1检测示：PD-L1蛋白表达CPS＞10。患者基因检测提示ERBB2突变，但食管癌中目前尚无针对该靶点的靶向药物。考虑到患者大部分转移灶控制均较好，肝转移灶局部进展，可考虑二线方案化疗或免疫治疗基础上加用抗血管治疗，同时给予局部放疗。与患者及家属沟通后，制订治疗方案为：安罗替尼＋信迪利单抗联合肝脏局部SBRT放射治疗。排除放疗禁忌，于2021-08-02行图像引导下IGRT放疗，放疗剂量：肝脏转移灶6.0Gy/F，1次/日，计划照射8次（病例13图7）。

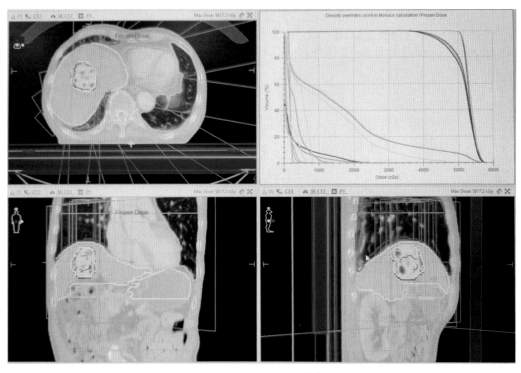

病例13图7　IGRT放疗

放疗结束后复查示：2021-08-20胸上下腹部CT定位增强扫描，与2021-07-10旧片对比：食管胸中下段管壁稍厚强化，较前类似，随诊。胃壁小弯侧结节，与邻近胃壁分界不清，大小约2.8cm×2.5cm，肝胃间隙增大淋巴结可能，较前增大；右侧心膈角区小淋巴结，较前稍缩小；余纵隔、右肺门、门腔间隙、腹膜后多发小及增大淋巴结，较前类似。肝内多发结节、肿块，大者大小约1.5cm×1.3cm，较前明显缩小（病例13图8）。

患者肝胃间隙淋巴结未见明显变化，肝脏局部病灶经SBRT放射治疗后明显缩小。放疗结束后，继续行安罗替尼+信迪利单抗全身治疗。2周期治疗后复查：2021-09-25胸部、上中腹CT增强扫描，与2021-08-20定位旧片大致对比：食管胸中下段管壁稍厚强化，较前类似，随诊。原胃壁小弯侧结节，较前明显缩小、显示欠清；右侧心膈角区、纵隔、右肺门、门腔间隙、腹膜后多发小及增大淋巴结，较前缩小。肝内多发结节、肿块，考虑转移，部分结节较前缩小，密切随诊（病例13图9）。

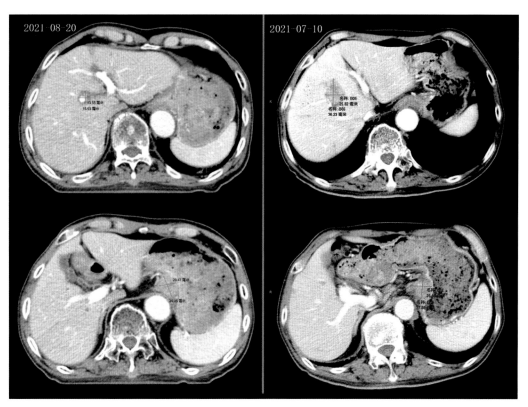

病例13图8　放疗结束后复查与前片对比

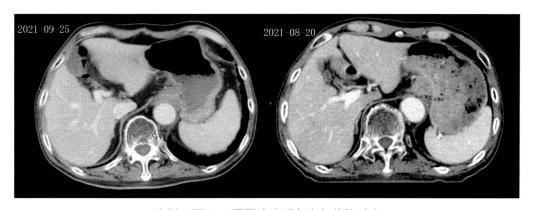

病例13图9　2周期治疗后复查与前片对比

七、随访与转归

患者门诊定期免疫联合靶向维持治疗，定期随访复查，2021-11-15复查评估：SD（病例13图10）。后患者回当地医院行后续维持治疗。

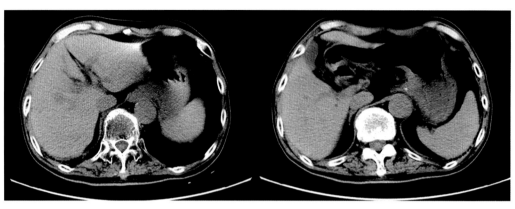

病例13图10　2021-11-15复查评估所见（左：肝；右：淋巴结）

八、治疗体会与知识要点

该患者为高龄男性患者，诊断为晚期食管鳞状细胞癌（ESCC）。食管癌是全球常见及多发癌种，2018年全球新增和死亡食管癌患者分别为57.2万和50.9万，分别占所有癌症发病和死亡的3.2%和5.3%，为全球恶性肿瘤发病率和病死率的第7位和第6位。我国是食管癌高发的国家，2018年我国新增和死亡的食管癌患者分别为30.7万和28.3万，分别占全球食管癌发病和死亡的53.7%和55.7%[1]。鳞状细胞癌在国人食管癌中高居90%以上，既往晚期ESCC的治疗以化疗为主，疗效和预后不佳，多年来疗效无显著提高。一线化疗的中位PFS（mPFS）为4~6个月，中位OS（mOS）为9~12个月；二线化疗中位PFS（mPFS）为2~4.5个月，中位OS（mOS）为5~8.1个月。近年来，免疫检查点抑制剂（ICI）的问世为ESCC、尤其是局部晚期或转移性ESCC患者的药物治疗打开了一扇新世界的大门[2]。在2022中国临床肿瘤学会（CSCO）新版食管癌诊疗指南中，免疫治疗已成为晚期食管癌一线治疗的推荐治疗方案[3]。CM648、KN-590、ESCORT-1st、ORIENT-15、JUPITER-06、RATIONALE306及ASTRUM-007七项Ⅲ期研究均证明了免疫联合化疗模式在晚期食管癌一线中的疗效[4-13]。长期随访数据支持免疫治疗联合化疗作为局部晚期和转移性食管癌以及GEJ腺癌一线治疗的新标准。ORIENT15研究表明，对于局部晚期或转移性食管鳞癌，信迪利单抗联合化疗作为一线治疗，对比化疗显著改善了患者的生存[11]。

本例患者在明确诊断后采用化疗联合免疫治疗方案取得了初始良好的肿瘤控制效果，4周期复查时肝脏转移灶及肝胃间隙淋巴结局部进展，结合患者身体情况，采用肝脏转移灶局部放射治疗，同时在免疫治疗的基础上抗血管治疗，取得了良好的治疗疗效，患者肝转移灶及淋巴结明显缩小，长期带瘤生存质量良好，达到了治疗目的。

　　患者一线化疗联合免疫治疗后进展，针对肝转移灶，我们再次取病理活检送检基因检测及PD-L1检测，为靶向用药提供指导。同时，在本例患者的诊疗过程中，肿瘤内科、放疗科、胸外科、影像科、营养科的多学科会诊给予了很大的帮助，再次证明了MDT模式在肿瘤患者诊治过程中的重要性。

　　食管癌是发生在食管上皮组织的恶性肿瘤，占所有恶性肿瘤的2%，食管癌的最主要病理类型为食管鳞状细胞癌和食管腺癌。中国是食管癌高发国家，发病数和死亡数约占全球一半，在中国，食管鳞癌多见。2022年国家癌症中心统计数据显示，我国食管癌年新发25.3万例，年死亡19.4万例，其中超过半数的食管癌患者确诊即为晚期，既往治疗方式多以放化疗或姑息治疗为主，生存获益有限，一般5年生存率不足15%[1]。如今，伴随着免疫治疗的发展，临床发现食管癌存在程序性死亡配体-1（PD-L1）高表达、高肿瘤突变负荷（TMB），为免疫治疗提供了理论基础。国内外指南在一系列临床研究的基础上，对食管癌的免疫治疗生物标志物检测、免疫治疗的应用予以指导推荐，免疫治疗已然成为当下食管癌治疗的基础方案之一，为患者争取了更多生存获益[14]。

　　如今，已有7项食管癌一线免疫治疗的Ⅲ期研究取得阳性结果，成功改写了指南，使免疫治疗成为食管癌一线治疗的基础选择之一（病例13表1）。

病例13表1　7项食管癌一线免疫治疗的Ⅲ期研究阳性结果

研究名称		Keynote-590	Checkmate-648	Escort-1st	Orient-15	Jupiter-06	Rationale 306	Astrum-007
研究设计		Pembro + FP vs FP	Nivo + FP vsFP	卡瑞利珠+ TP vs TP	信迪利单 + FP / TP vs FP/TP	特瑞普利+ TP vs TP	替雷利珠+ FP / TP vs FP/TP	斯鲁利单抗 + FP vs FP
年龄≥65 岁（n，%）		172（46）	/	97（32.6）	138（42）	101（39.3）	150（46）	169（45.9）
ECOG PS 1 分（n，%）		223（60）	171（31）	227（76.2）	250（76）	191（74.3）	217（67）	275（74.7）
远处转移 （n，%）		344（92）	163（51）	298（100%）	285（87）	206（80.2）	279（86）	322（87.5）
既往接受放疗		/	/	54（18.1）	56（17）	35（13.6）	/	/
PD-L1 Kit		22C3	28-8	6E8	22C3	JS311	SP263	22C3
全人群	OS	12.6m vs 9.8m，HR = 0.65	13.2m vs 10.7m，HR = 0.74	15.3m vs 12.0m，HR = 0.74	16.7mvs 12.0m，HR = 0.63	17.0m vs 12.5m，HR = 0.58	17.2m vs 10.6m，HR = 0.66	/

续表

研究名称		Keynote-590	Checkmate-648	Escort-1st	Orient-15	Jupiter-06	Rationale 306	Astrum-007
全人群	PFS	6.3m vs 5.8m, HR = 0.57	5.8m vs 5.6m, HR = 0.81	6.9m vs 5.6m, HR = 0.56	7.2m vs 5.7m, HR = 0.56	5.7m vs 5.5m, HR = 0.58	7.3m vs 5.6m, HR = 0.62	/
CPS ≥ 10 或 TPS ≥ 1%	OS	13.9m vs 8.8m, HR = 0.57	15.4m vs 9.1m, HR = 0.54	15.3m vs 11.5m HR = 0.59	17.2m vs 13.6m, HR = 0.64	17.0m vs 10.9m, HR = 0.64	16.6m vs 10.0m, HR = 0.61（TPS > 10%）	18.6m vs 13.9m, HR = 0.59
	PFS	7.5m vs 5.5m, HR = 0.51	6.9m vs 4.4m, HR = 0.51	6.9m vs 5.6m, HR = 0.51	8.3m vs 6.4m, HR = 0.58	5.7m vs 5.6m, HR = 0.65	/	7.1m vs 5.3m, HR = 0.48

  本例患者初治时即为肝脏广泛转移，PD-L1 CPS表达>10%，提示可能从免疫治疗中获益，一线采用化疗联合抗PD-1免疫治疗。但从治疗过程来看，虽然初始治疗反映较好，肿瘤明显缩小，但患者的PFS时间并不很长。有研究提示肝转移是免疫治疗效果不佳的预测因素，这可能是患者获益时间不长的原因。基础研究表明抗血管靶向治疗与免疫治疗有协同增效的作用[15]。一线免疫联合化疗进展后，在免疫治疗的基础上加上抗血管治疗有可能克服肿瘤耐药。该患者进展后可选的治疗方案包括二线化疗、抗血管靶向治疗等。考虑到毒副反应和效果，结合患者的治疗意愿，我们采用了在免疫治疗的基础上加入抗血管生成治疗的方案，同时予以了进展病灶的局部放疗，取得了不错的近期疗效。

  食管癌一线免疫治疗中，免疫联合化疗结果表现出了一致的获益，但免疫治疗仍有很多细节问题需要更多的循证医学证据和实践经验不断积累，如与免疫治疗相联合的药物选择、药物剂量、用药周期等。此外，免疫联合靶向治疗、双免疫治疗等更豪华的阵容也在不断探索，期待未来更多的临床研究结果，为晚期食管癌患者临床提供更多的治疗选择。

（病例提供者：匡　浩　李　涛　四川省肿瘤医院）

参考文献

[1]Zheng R，Zhang S，Zeng H，et al.Cancer incidence and mortality in China，2016[J].

Journal of the National Cancer Center，2022，2（1）：1-9.

[2]Doi T，Piha-Paul SA，Jalal SI，et al.Safety and Antitumor Activity of the Anti-Programmed Death-1 Antibody Pembrolizumab in Patients With Advanced Esophageal Carcinoma[J].J Clin Oncol，2018，36（1）：61-67.doi：10.1200/JCO.2017.74.9846.

[3]中国医师协会放射肿瘤治疗医师分会，中华医学会放射肿瘤治疗学分会，中国抗癌协会肿瘤放射治疗专业委员会.中国食管癌放射治疗指南（2022年版）[J].国际肿瘤学杂志，2022，49（11）：641-656.

[4]Song Y，Zhang B，Xin D，et al.First-line serplulimab or placebo plus chemotherapy in PD-L1-positive esophageal squamous cell carcinoma：a randomized，double-blind phase 3 trial[J].Nature Medicine，2023，29（2）：473-482.

[5]Harry HY，Ken K，Eric R，et al.RATIONALE-306：Randomized，global，placebo-controlled，double-blind Phase 3 study of tislelizumab plus chemotherapy versus chemotherapy as first-line treatment for advanced or metastatic esophageal squamous cell carcinoma.ESMO-WGI，2022，33：S375.

[6]Wang ZX，Cui C，Yao J，et al.Toripalimab plus chemotherapy in treatment-naïve，advanced esophageal squamous cell carcinoma（JUPITER-06）：A multi-center phase 3 trial[J].Cancer Cell，2022，40（3）：277-288.e3.doi：10.1016/j.ccell.2022.02.007.

[7]Sun JM，Shen L，Shah MA，et al.Pembrolizumab plus chemotherapy versus chemotherapy alone for first-line treatment of advanced oesophageal cancer（KEYNOTE-590）：a randomised，placebo-controlled，phase 3 study[J].published correction appears in Lancet，2021，398（10314）：1874].Lancet.2021；398（10302），759-771,doi：10.1016/S0140-6736（21）01234-4.

[8]Kojima T，Hara H，Tsuji A，et al.First-line pembrolizumab+chemotherapy in Japanese patients with advanced/metastatic esophageal cancer from KEYNOTE-590[J].Esophagus，2022，19（4）：683-692.doi：10.1007/s10388-022-00920-x.

[9]Metges JP，Kato K，Sun JM，et al.First-line pembrolizumab plus chemotherapy versus chemotherapy in advanced esophageal cancer：Longer-term efficacy，safety，and quality-of-life results from the phase 3 KEYNOTE-590 study[J].Journal of Clinical Onocology，2022，4_suppl：241-241.

[10]Chau I，Ajani JA，Doki Y，et al.Nivolumab（NIVO）plus chemotherapy（chemo）or ipilimumab（IPI）versus chemo as first-line（1L）treatment for advanced esophageal

squamous cell carcinoma（ESCC）：Expanded efficacy and safety analyses from CheckMate 648[J].Journal of Clinical Onocology，2022，16_suppl：4035-4035.

[11]Lu Z，Wang J，Shu Y，et al.Sintilimab versus placebo in combination with chemotherapy as first line treatment for locally advanced or metastatic oesophageal squamous cell carcinoma（ORIENT-15）：multicentre，randomised，double blind，phase 3 trial[J].BMJ，2022，377：e068714.Published 2022 Apr 19.doi：10.1136/bmj-2021-068714.

[12]Luo H，Lu J，Bai Y，et al.Effect of Camrelizumab vs Placebo Added to Chemotherapy on Survival and Progression-Free Survival in Patients With Advanced or Metastatic Esophageal Squamous Cell Carcinoma：The ESCORT-1st Randomized Clinical Trial[J].JAMA，2021，326（10）：916-925.doi：10.1001/jama.2021.12836.

[13]Wu HX，Pan YQ，He Y，et al.Clinical Benefit of First-Line Programmed Death-1 Antibody Plus Chemotherapy in Low Programmed Cell Death Ligand 1-Expressing Esophageal Squamous Cell Carcinoma：A Post Hoc Analysis of JUPITER-06 and Meta-Analysis[J].Journal of Clinical Oncology，2022：JCO.22.01490.

[14]Manish A.Shah，et al.Immunotherapy and Targeted Therapy for Advanced Gastroesophageal Cancer：ASCO Guideline.Journal of Clinical Oncology[J].Published online January 05，2023，41（7）：1470-1491.DOI：10.1200/JCO.22.02331.

[15]Khan KA，Kerbel RS.Improving immunotherapy outcomes with anti-angiogenic treatments and vice versa[J].Nat Rev Clin Oncol，2018，15（5）：310-324.doi：10.1038/nrclinonc.2018.9.Epub 2018 Feb 13.PMID：29434333.

病例14 食管癌术后纵隔复发

一、病史摘要

患者男性，56岁，主诉：食管癌术后5个月余，发现纵隔淋巴结转移1个月。

现病史： 患者5个月余前无明显诱因出现吞咽困难，进食固体食物时加剧，无发热、咳嗽、咳痰、咯血、呕血、声嘶等，未予重视。后吞咽困难渐重，行胃镜示：距门齿22cm见不规则新生物；活检病理示：鳞状细胞癌。行"食管癌根治术"，术中见：肿瘤位于食管胸上段，长约5cm，肿瘤侵及食管外膜，与气管膜部及隆突关系密切。术后病理示：（食管）中分化鳞癌，侵及食管全程，紧邻外膜；（食管周围淋巴结）2枚，均未见癌转移（0/2）；（食管残端及胃残端）均未见癌累及；（食管旁淋巴结、左侧喉返旁淋巴结、胃左动脉旁淋巴结）见癌转移，分别为（1/2、1/1、1/2）；（第7组淋巴结、右侧喉返旁淋巴结）未见癌转移，分别为（0/9、0/3）；（胃小弯）未见癌累及；（小弯侧淋巴结）2枚，均未见癌转移（0/2）。术后行4周期FP方案辅助化疗。1个月前患者复查CT提示上纵隔淋巴结增大，为进一步诊治收住我科。患者精神尚可，食欲稍减退，夜眠可，二便无殊，体重无明显变化。

既往史： 既往体健，无高血压、糖尿病、冠心病肺结核等病史。

二、体格检查

KPS：90分。生命体征平稳，神清合作，全身皮肤黏膜未见黄染、皮疹、出血点及蜘蛛痣。全身浅表淋巴结未触及。颈部柔软，两侧对称，气管居中，无颈静脉怒张。胸部见陈旧手术瘢痕，无胸壁静脉曲张及皮下气肿。

三、辅助检查

PET-CT示：①食管癌术后，吻合区软组织稍增厚，摄取稍增高，考虑术后改变；②右侧锁骨上窝、右侧上位气管旁、左侧气管食管沟旁淋巴结，摄取增高，考虑转移。胸部定位增强CT所见同PET-CT提示一致（病例14图1）。

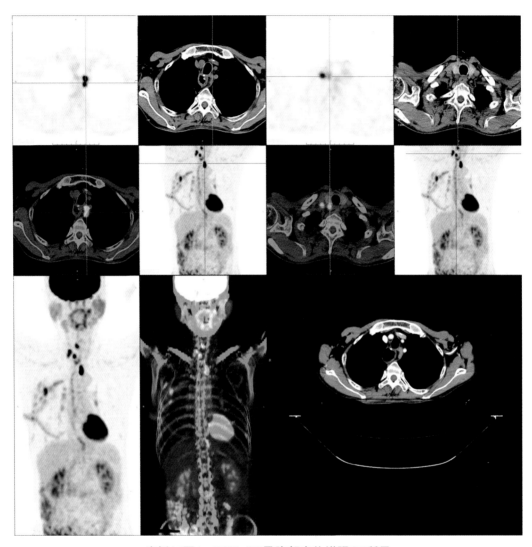

病例14图1　PET-CT及胸部定位增强CT所见

四、诊断及治疗原则

食管胸中段癌术后（pT$_3$N$_2$M$_0$ G2 ⅢB期）右锁骨上淋巴结、纵隔淋巴结转移，目前诊断考虑为食管癌术后纵隔复发。本患者局限于纵隔的复发，需要进行局部放疗。放疗采用图像引导下IMRT，采用累及野照射，常规分割，给予60Gy以上的根治性剂量。化疗期间予以多西他赛＋顺铂同步化疗。

五、放射治疗

1. 放疗固定模制作　胸中段食管癌术后纵隔、锁骨上淋巴结转移的患者可采用颈肩胸膜固定。

2．放疗CT扫描　CT扫描具体方法同前。简述如下：体表中心点位置设在双侧乳头下约8cm较平坦部位，前正中、双侧腋中线水平；扫描范围颅底—L_3水平；扫描层厚5mm。增强扫描，碘对比剂流速为2ml/s，总剂量92ml，延迟时间为50秒。

3．放疗靶区　肿瘤靶区（GTVn）定义为以影像学可见的转移淋巴结。瘤床区CTV定义为术前食管癌原发病灶的周围邻近组织。淋巴结引流区（CTVln）定义为GTVn所在的淋巴结引流区。

4．放疗剂量　阳性淋巴结GTVn 66Gy/33F，瘤床区CTV 59.4Gy/33F，淋巴结引流区CTVln 50.4Gy/28F。

5．放疗技术　采用IGRT。

六、治疗经过

1．针对阳性淋巴结、瘤床区、淋巴结引流区进行照射，具体计划：阳性淋巴结GTV 66Gy/33F，瘤床区CTV 59.4Gy/33F，淋巴结引流区CTVln 50.4Gy/28F。

2．放疗同期行两周期DP方案化疗，具体用药：多西他赛120mg静脉滴注D1＋顺铂40mg静脉滴注D1～D3，q21d。治疗期间密切观察不良反应，予以积极对症处理。第2周期化疗后1周，患者出现Ⅳ度骨髓抑制，粒细胞缺乏伴发热，诉咳嗽、咳痰、乏力、食欲缺乏，查体双肺呼吸音粗糙，结合实验室检查考虑重症肺部感染，予抗感染、保护性隔离等对症处理后好转。后患者继续完成既定放疗方案。

七、随访与转归

出院后患者定期随访。治疗后18个月全面复查，胸部增强CT提示原增大纵隔淋巴结明显退缩，其余全身各部位未见肿瘤复发转移征象，疗效评价为CR（病例14图2）。

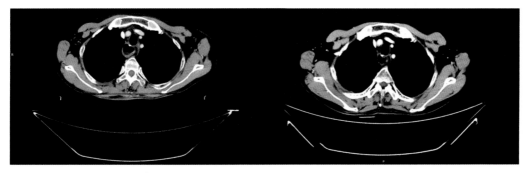

病例14图2　放疗后1个月（左）及18个月（右）增强CT

八、治疗体会与知识要点

患者入院后完善系统评估，综合PET-CT、增强CT等影像资料及既往治疗经过，总结该患者的病例特点。在此基础上，建议开展多学科讨论，胸外科、放疗科、肿瘤内科、介入治疗科等共同参与，讨论各种治疗方案对于该患者的优劣得失，综合选择最佳的个性化治疗策略。

CSCO食管癌诊疗指南推荐对于手术后局部区域复发的患者，根据是否可手术切除以及复发部位既往是否接受过放疗进行分层，选择相应的治疗方案[1]。对于可手术切除术且复发部位既往未接受过放疗者，可考虑再次手术或者同步放化疗。而对于不可手术切除且复发部位未接受过放疗者，首选同步放化疗。对一般情况较差，不能耐受同步放化疗的患者，则考虑序贯放化疗或单纯放疗/化疗。NCCN食管癌指南也有类似的推荐[2]。对于局部区域复发的食管癌患者，初始治疗为食管切除术且未接受过放化疗者，可行同步放化疗或考虑手术，且同步放化疗作为优选治疗方案。该患者食管癌根治术后纵隔及颈部淋巴结转移，转移淋巴结位于上纵隔及颈根部，结构较复杂、毗邻重要结构多，挽救性手术通常难以达到预期疗效，该患者复发部位既往未接受过放疗，且一般情况可，故同步放化疗可作为推荐方案。

放疗剂量和靶区勾画时，应综合考虑其复发部位、复发距离手术的时间间隔以及病灶范围等。当复发病灶范围较局限，具有根治性机会时，可给予60Gy以上的根治性放疗剂量，靶区为累及野照射。复发靶区勾画可参考"食管癌放射治疗靶区勾画"[3]。

同期化疗方案应考患者一般情况，酌情选择剂量与方案，包括氟尿嘧啶类＋顺铂、紫杉类＋顺铂/卡铂等。对于一般情况好、年轻的患者，可推荐多西他赛或紫杉醇联合铂类方案双药同期化疗。但多西他赛骨髓抑制作用较强，需要密切检测血液学毒性，及时处理。

食管癌是最常见的胃肠道恶性肿瘤之一。西方国家以食管腺癌为主要病理类型，而在中国约90%的食管癌为食管鳞状细胞癌（ESCC）[4]。对于可切除的ESCC，手术是治疗的核心。但约半数患者术后可能出现局部复发，其中，胸部上段和中段ESCC患者最常见的复发部位是锁骨上和纵隔区淋巴结[5-7]。对于该类复发患者，选择适合的综合治疗方案对于预后有重要影响。

放疗联合同期化疗是ESCC术后局部淋巴结复发的主要治疗手段之一。同期化疗方案的选择对于疗效的影响目前仍有争议。有研究报道，相较于放疗同期联合PF方案（顺铂＋氟尿嘧啶），同期联合DP（多西他赛＋顺铂）生存率、局部控制率均较高，而远处转移率相仿[8]。

近年来，免疫治疗在食管癌治疗中的角色逐渐受到关注。多项大型、双盲、Ⅲ期临床研究显示，在晚期或转移性食管鳞状细胞癌患者中，化疗联合免疫治疗，可明显改善总生存期和无进展生存期[9]。因此对于术后局部淋巴结转移的食管癌患者，免疫治疗联合化疗或放疗的疗效值得进一步探索。该患者治疗时，上述免疫治疗的临床研究结果尚未公布，药物可及性也较差，故该患者未联合免疫治疗。

（病例提供者：苏　越　吕家华　李　涛　四川省肿瘤医院）

参考文献

[1]中国临床肿瘤学会指南工作委员会编写.中国临床肿瘤学会（CSCO）食管癌诊疗指南（2022年版）[M].北京：人民卫生出版社，2022.

[2]Ajani JA，D'Amico TA，Bentrem DJ，et al.Esophageal and Esophagogastric Junction Cancers，Version 2.2023，NCCN Clinical Practice Guidelines in Oncology[J].Journal of the National Comprehensive Cancer Network，2023，21（4）：393-422.

[3]肖泽芬，周宗玫，李晔雄.食管癌放射治疗靶区勾画[M].北京：人民卫生出版社，2017.

[4]Chen W，Zheng R，Baade PD，et al.Cancer statistics in China，2015[J].CA Cancer J Clin，2016，66（2）：115-132.

[5]Miyata H，Yamasaki M，Kurokawa Y，et al.Survival factors in patients with recurrence after curative resection of esophageal squamous cell carcinomas[J].Ann Surg Oncol，2011，18（12）：3353-3361.

[6]Liu Q，Cai XW，Wu B，et al.Patterns of failure after radical surgery among patients with thoracic esophageal squamous cell carcinoma：implications for the clinical target volume design of postoperative radiotherapy[J].PLoS One，2014，9（5）：e97225.

[7]Li B，Zhang Y，Miao L，et al.Esophagectomy With Three-Field Versus Two-Field Lymphadenectomy for Middle and Lower Thoracic Esophageal Cancer：Long-Term Outcomes of a Randomized Clinical Trial[J].J Thorac Oncol，2021，16（2）：310-317.

[8]刘艳艳，王成师，濮娟，等.食管癌术后两种同步放化疗方案治疗纵隔淋巴结转移的疗效[J].江苏医药，2018，44（10）：1125-1127.

[9]Luo H, Lu J, Bai Y, et al.Effect of Camrelizumab vs Placebo Added to Chemotherapy on Survival and Progression-Free Survival in Patients With Advanced or Metastatic Esophageal Squamous Cell Carcinoma: The ESCORT-1st Randomized Clinical Trial[J]. JAMA, 2021, 326 (10): 916-925.

病例15　食管癌术后吻合口复发

一、病史摘要

患者男性，66岁，主诉：食管癌术后19个月，发现声嘶1个月。

现病史：2017-04-13患者因吞咽梗阻就诊于当地医院，上腹部增强CT示：①食管占位，上腹部未见转移表现；②双肾结石。患者于2017-04-24在我院全身麻醉下行胸腔镜下"三切口食管癌根治术＋胸导管结扎术＋食管再造术＋幽门成形术＋胸膜粘连烙断术＋双侧喉返神经探查术"。术后病理：①（食管）中分化鳞状细胞癌，浸润全层及周围脂肪组织。见神经侵犯；②（食管残端）及胃残端未见癌；③"胃周淋巴结"1/11枚，查见癌转移；④（左喉返神经旁淋巴结）3枚，（右喉返神经旁淋巴结）2枚，（左主支气管旁淋巴结）1枚，（右主支气管旁淋巴结）2枚，（左下肺静脉旁淋巴结）1枚，（隆突下淋巴结）1枚，食管周淋巴结2枚，反应性增生。于2017-06-21在我院行第1周期紫杉醇210mg D1＋顺铂60mg D1化疗。之后患者返回当地县人民医院完成了第2、第3、第4、第5、第6周期紫杉醇210mg D1＋顺铂20mg D1~D3化疗。2018年11月患者无明显诱因出现声音嘶哑，吞咽无梗阻，伴右侧胸痛、咳嗽，就诊于当地县医院，鼻咽喉镜检查提示：①咽喉炎；②声带麻痹。胸部增强CT示：①约胸廓入口层面食管壁吻合口影；T_4~T_6层面管壁不规整增厚，局部边界不清并压迫前方气管；②右侧斜裂胸膜局限性增厚；③双肾多发小结石。2018-12-07就诊于四川省某医院，胸腹部平扫CT示：吻合口上段区域管腔内见（胸$_{5~6}$椎体平面）团片影，形态不规则，密度不均匀，边缘毛糙，相应层面食管壁显示不清，管腔狭窄，病灶局部突入纵隔脂肪结构内且分界不清，上述征象，结合病史，不除外肿瘤复发。纵隔肺门未见增大淋巴结。2018-12-12骨扫描：全身骨显像未见明显异常征象。患者为进一步诊治入院。

既往史：既往体建，否认高血压史、冠心病、糖尿病、肺结核病史。

二、体格检查

KPS：90分。生命体征平稳，神清合作，全身浅表淋巴结未扪及肿大，胸廓对称。双肺呼吸音清，未闻及明显干湿啰音。腹平软，下腹正中见长约12cm、颈部正

137

中见长约5cm及右侧胸部腋中线附近两处胸腔镜术后手术瘢痕，瘢痕愈合可，未扪及
包块及结节，无压痛及反跳痛，移动性浊音阴性。双下肢无水肿。

三、辅助检查

1. 胸部CT　吻合口上段区域管腔内见（胸$_{5\sim6}$椎体平面）团片影，形态不规则，
密度不均匀，边缘毛糙，相应层面食管壁显示不清，管腔狭窄，病灶局部突入纵隔
脂肪结构内且分界不清（病例15图1）。

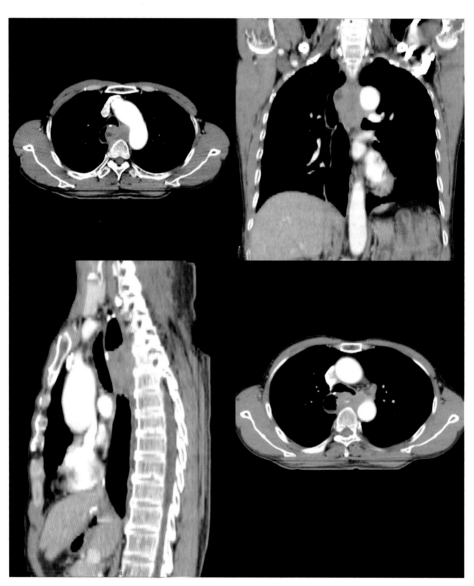

病例15图1　胸部增强CT

2. 病理检查　鳞状细胞癌。

四、诊断及治疗原则

食管胸中段鳞癌术后（$T_3N_1M_0$ Ⅲa期）6周期化疗后吻合口复发，再次分期为 $T_4N_1M_0$，该患者具有局部根治性治疗指征，根据相关指南和共识可以考虑局部根治性放化疗。对于老年食管癌如不能耐受双药同步放化疗，替吉奥联合放疗较单纯放疗的完全缓解率（41.6% vs 26.8%；$P=0.007$）和无进展生存期（18.7个月 vs 9.5个月；$P=0.003$）更高，推荐替吉奥联合放疗。

五、放射治疗

1. 放疗固定模制作　中、下段及食管胃交界癌采用体膜固定。

2. 放疗CT扫描　CT扫描具体方法同前。简述如下：体表中心点位置设在双侧乳头下约8cm较平坦部位，前正中、双侧腋中线水平；扫描范围颅底—L_3水平；扫描层厚5mm。增强扫描，碘对比剂流速为2ml/s，总剂量92ml，延迟时间为50秒。

3. 放疗靶区　食管癌术后吻合口复发的放疗靶区范围目前尚缺乏高级别循证医学证据，但考虑到患者有潜在根治性治疗可能，建议靶区勾画参考根治性放疗靶区勾画原则，包括肿瘤复发区域、阳性淋巴结和纵隔预防照射。根据肿瘤范围，确定靶区范围为复发病灶及阳性淋巴结，纵隔1、2、4、5、7区。肿瘤靶区（GTV）定义为以影像学和内镜可见的肿瘤长度。纵隔转移淋巴结GTVnd定义为CT显示肿大淋巴结〔如肿大淋巴结远离原发病灶或（和）触诊可确定的转移淋巴结部位如锁骨上淋巴结、气管旁淋巴结等。CTV为食管肿瘤GTV基础上上下各扩2~3cm、周围扩大0.5cm且不超过血管等解剖屏障，以及相应淋巴结引流区。

4. 放疗剂量　95% GTV中位放疗总剂量60~66Gy，CTV 50Gy。

5. 放疗技术　采用IGRT。

六、治疗经过

2018-12-17开始精确放疗，放疗针对肿瘤复发灶，采用IGRT，食管癌复发灶及阳性淋巴结给予63Gy/28F，纵隔1、2、5、7区给予50.4Gy/28F。

2018-12-14、2019-01-04、2019-02-18口服同步化疗：替吉奥40mg 2次/日D1~D14。放射治疗靶区及计划评估情况见病例15图2。

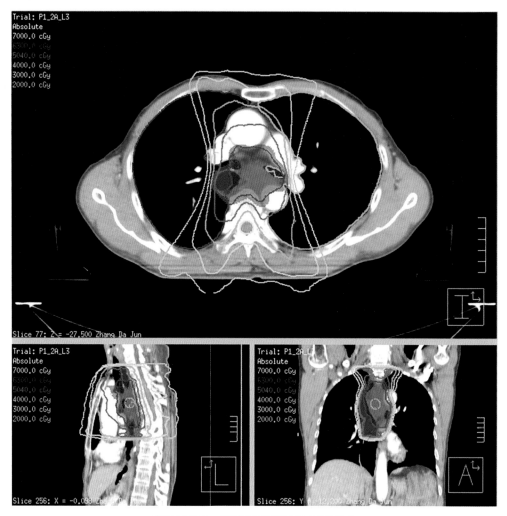

病例15图2　精确放疗靶区及剂量分布

七、随访与转归

患者治疗后复查局部病灶为CR，治疗结束后患者定期随访，直至2022-08-20（结束32个月）患者胸部CT示局部肿瘤控制可，治疗前、近期疗效和长期随访疗效对比见病例15图3。

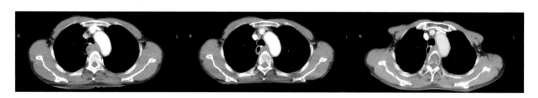

病例15图3　患者治疗前、治疗后3个月和治疗后32个月疗效对比

八、治疗体会与知识要点

食管癌是我国常见恶性肿瘤，以鳞癌为主，男性发病高于女性，发病具有地域差异，吸烟、饮酒，腌制食品是食管癌常见发病原因。食管癌预防是关键，需要积极宣教控制烟酒、腌制食品摄入，提倡健康饮食。

早期食管癌以手术治疗为主，中晚期食管癌多采用手术联合放化疗等综合治疗手段，中晚期肿瘤治疗后失败主要为局部复发、远处转移，总体生存预后较差，5年生存率为30%左右[1, 2]。其中复发模式包括瘤床区复发、吻合口复发、淋巴结复发，其中吻合口复发率为8.7%。由于术后吻合口复发在食管癌治疗失败模式中占比较少，其相关的危险因素及治疗选择的报道也不多见。不伴有远处转移的复发仍属于局部区域复发的范畴，同步放化疗是有效的治疗方法。金晶等分析了61例食管癌术后吻合口复发的患者，接受了放疗组和未放疗组复发后1年的生存率分别是28.3%和0，放疗组的生存率显著高于未放疗组[3]。复发时间间隔也是预后因素之一，术后大于1年复发与1年内复发者，复发后1年生存率分别是22.9%和19.2%。单纯吻合口复发与吻合口复发同时伴有区域淋巴结复发者，治疗后的失败模式不同。前者远处转移更多见，两组分别为44.8%和11.1%，提示单纯吻合口复发者，局部根治性治疗的重要性。对于吻合口复发一线治疗，如可行局部手术或放射治疗者预后较好，部分患者不适合局部治疗主要采用化疗联合靶向和免疫治疗模式，化疗方案选择以氟尿嘧啶联合铂类方案，也可考虑紫杉醇联合铂类方案，对于不能耐受双药化疗的老年患者，目前研究显示替吉奥单药联合放疗同样可能取得很好疗效，减少了化疗的毒副反应。但是在施行放疗前应注意评估患者溃疡和穿孔风险，向患者及家属告知治疗风险。本例患者为单纯吻合口复发，年龄较大，故予以根治性放疗联合替吉奥单药化疗。

免疫治疗时代，以PD-1检查点抑制剂为代表的免疫治疗为一线治疗失败的食管癌开启了新的方向。KEYNOTE-181是一项国际多中心的随机3期临床研究，对比帕博利珠单抗和化疗单药的疗效[4, 5]。纳入一线治疗失败的食管癌628例，其中鳞癌401例，结果显示，在PD-L1表达阳性（CPS≥10）患者中，帕博利珠单抗组生存获益显著优于化疗组（中位OS：9.3个月 vs 6.7个月；1年OS率：43% vs 20.4%），差异具有统计学意义。尤其在PD-L1高表达的亚洲食管鳞癌中OS获益更明显。该临床研究奠定了帕博利珠单抗单药应用在二线晚期食管癌中的地位。另外在一线治疗中，KEYNOTE-590作为一线治疗不可切除局部晚期或转移性食管癌疗效和安全性的Ⅲ期临床研究等结果显示了免疫治疗在复发、转移性晚期食管鳞癌治疗中有更好的生存获益，尤其对于PD-L1高表达的食管鳞癌[6]。该患者治疗时，免疫治疗尚未普及，故仅行了根治性放化疗，但仍然取得了不错的疗效。当前，免疫治疗的加入，有望在放化疗的基础上以进一步提高疗效。

（病例提供者：李厨荣　李　涛　四川省肿瘤医院）

参考文献

[1]CROSS Study Group.Ten-Year Outcome of Neoadjuvant ChemoradiotherapyPlus Surgery for Esophageal Cancer：The Randomized Controlled CROSS Trial[J].JClin Oncol，2021，39（18）：1995-2004.

[2]Yang H，Liu H，Chen Y，et al.AME Thoracic Surgery Collaborative Group.Neoadjuvant Chemoradiotherapy Followed by Surgery Versus Surgery Alone for Locally Advanced Squamous Cell Carcinoma of the Esophagus（NEOCRTEC5010）：A Phase Ⅲ Multicenter，Randomized，Open-Label Clinical Trial[J].J Clin Oncol，2018，36（27）：2796-2803.

[3]金晶，王绿化，殷蔚伯.食管癌根治术后吻合口复发的放射治疗[J].中华放射肿瘤学杂志，2000，9（2）：3.DOI：10.3760/j.issn：1004-4221.2000.02.004.

[4]Shah MA，Kojima T，Hochhauser D，et al.Efficacy and Safety of Pembrolizumab for Heavily Pretreated Patients With Advanced，Metastatic Adenocarcinoma or Squamous Cell Carcinoma of the Esophagus：The Phase 2 KEYNOTE-180 Study[J].JAMA Oncol，2019，5（4）：546-550.

[5]Takashi Kojima，Manish A Shah，Kei Muro，et al.Randomized Phase Ⅲ KEYNOTE-181 Study of Pembrolizumab Versus Chemotherapy in Advanced Esophageal Cancer[J].J Clin Oncol，2020，38（35）：4138-4148.

[6]Sun JM，Shen L，Shah MA，et al.KEYNOTE-590 Investigators.Pembrolizumab plus chemotherapy versus chemotherapy alone for first-line treatment of advanced oesophageal cancer（KEYNOTE-590）：a randomised，placebo-controlled，phase 3 study[J].Lancet，2021，398（10302）：759-771.

病例16 食管癌放化疗后原发灶复发

一、病史摘要

患者男性，71岁，主诉：进行性吞咽梗阻感2个月余。

现病史：患者2个月余前因"进行性吞咽困难"就诊当地医院，查胃镜示：进展期中段食管癌（四周狭窄型）。病理示：食管鳞癌。现患者进食半流质，无畏冷、发热，无恶心、呕吐，无头痛、头晕，无心悸、胸闷等不适，今为进一步治疗就诊我院，门诊拟"食管癌"收住院。发病以来食欲、精神、睡眠尚可，大小便正常，体重无明显变化。

既往史：高血压病10余年，平素予"氨氯地平5mg 1次/日"控制血压尚可。

二、体格检查

查体未见明显阳性体征。

三、辅助检查

1. 血常规、肿瘤标志物、肺功能、心电图均正常。

2. 食管钡透（2016-11-21） 胸中段食管管腔狭窄，长约6.5cm，局部管壁僵硬，边缘及黏膜不规则破坏，对比剂通过缓慢，其上方管腔扩张明显。影像诊断：符合胸中段食管癌（病例16图1）。

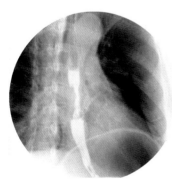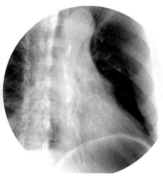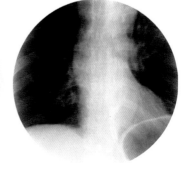

病例16图1 放疗前食管造影

3．食管CT（2016-11-24）　胸中段食管壁不规则增厚形成肿块，最厚处为1.5cm，长为5.5cm，上抵T_7，下达T_9，病变段食管与降主动脉间的脂肪间隙消失，与其周长的接触面约为四分之一。纵隔各大血管结构清晰，纵隔血管间隙内见多发小淋巴结，较大者位于主肺动脉窗，直径小于0.5cm。气管、左右支气管及各段叶支气管开口无狭窄，管壁无明显增厚。双肺内见少许索条状影，余肺未见明显实质性病灶。胸壁光整，未见明显胸水征。影像诊断：①考虑食管胸中段癌；②纵隔多发小淋巴结（病例16图2）。

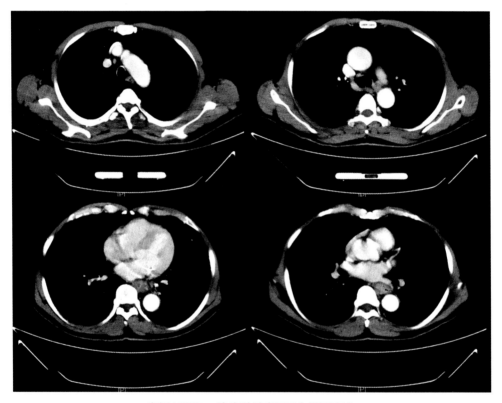

病例16图2　放疗前胸部CT（纵隔窗）

四、诊断及治疗原则

诊断：胸中段食管鳞癌（$cT_{4b}N_0M_0$　Ⅳa期 AJCC第七版）。

患者系局部晚期食管鳞癌，肿瘤侵及降主动脉，纵隔各大血管结构清晰，纵隔血管间隙内见多发小淋巴结，较大者位于主肺动脉窗，直径小于0.5cm，未达转移淋巴结诊断标准。患者为胸中段不可手术食管鳞癌，参照《NCCN食管癌诊疗指南（2016年版）》，可考虑根治性同步放化疗，治疗方案为根治性同步放化疗。

五、放射治疗

1. 放疗固定模制作　患者完善放疗前准备后，于2016-11-20行CT模拟定位。采用热塑体膜的颈胸膜固定。仰卧位，双手置于身体两侧。

2. CT模拟定位　CT定位标记点放置：头脚方向一般靠近肿瘤区几何中心处，尽量靠近肿瘤靶区；体中线与矢状位激光线重合，水平方向一般以腋中线为准，并利用横断面激光线使3个标记点位于同一层面（即"0"层面）。CT扫描范围及参数：扫描层厚3mm，层距3mm；扫描范围：C1-肋膈角下缘，通常包含食管全段和颈胸淋巴结转移区域。在CT定位时为了减少食物潴留的影响，CT模拟定位前禁食2小时。

3. 放疗靶区　GTV-T：为影像上可见的食管病灶及食管壁。GTV-N：为纵隔内可疑转移淋巴结。CTV：GTV上下扩3cm，包括食管原发灶及高危淋巴结引流区。PTV：在三维方向外放0.5cm。

4. 放疗剂量　放疗处方剂量：95% PGTV 6000cGy/30F，200Gy/1F；95% PCTV 5400cGy/30F，180cGy/1F，每日1次，每周5次。

正常组织剂量：①总肺：V5＝60%，V20＝29%，V30＝20%；②心脏：V40＝40%；③脊髓：Dmax＝44.34Gy。

5. 放疗技术　采用IMRT（病例16图3）。

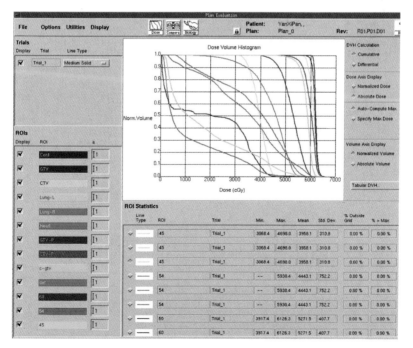

病例16图3　放疗计划DVH

六、治疗经过

患者于2016-11-26开始在直线加速器实施精确放疗,每日1次。2016-12-10放疗10次后复查钡餐:胸中段食管癌较前好转(病例16图4)。

化疗情况:患者于2016-11-25行"紫杉醇240mg D1+顺铂45mg D1~D3 q21d"化疗1周期。

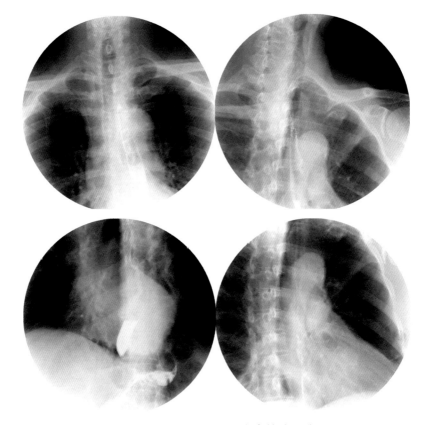

病例16图4　放疗实施10次食管造影检查

治疗评价:2016-12-30患者完成PGTV 6000cGy/30F,95% PCTV 5400cGy/30F。2017-01-04复查胸腹部CT示:①食管胸中段癌较前好转;②纵隔多发小淋巴结与前相仿(病例16图5)。食管造影:胸中段食管癌较前好转(病例16图6)。

评估影像学,疗效评价PR。

2017-02-16至2017-05-05继续行"紫杉醇240mg D1+顺铂45mg D1~D3 q21d"化疗3周期。治疗过程顺利。此后规律随访复查胸部CT示疾病稳定(末次复查时间为2019年09月)(病例16图7)。

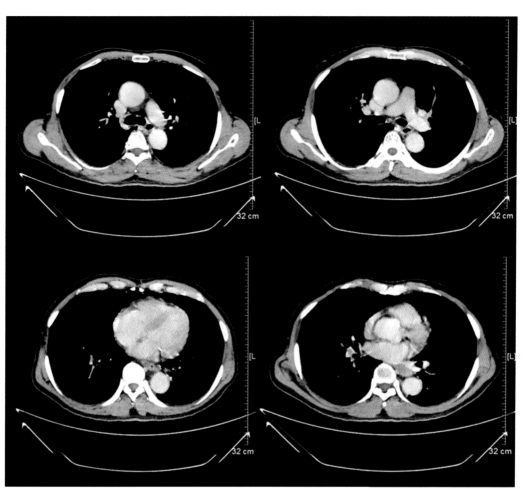

病例16图5　放疗结束胸部CT（纵隔窗）检查

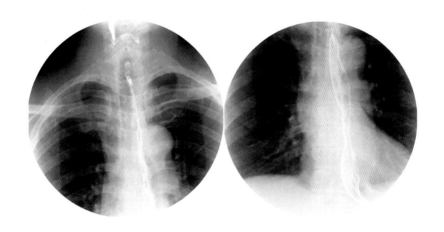

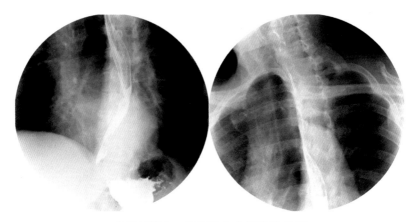

病例16图6　放疗结束食管造影检查

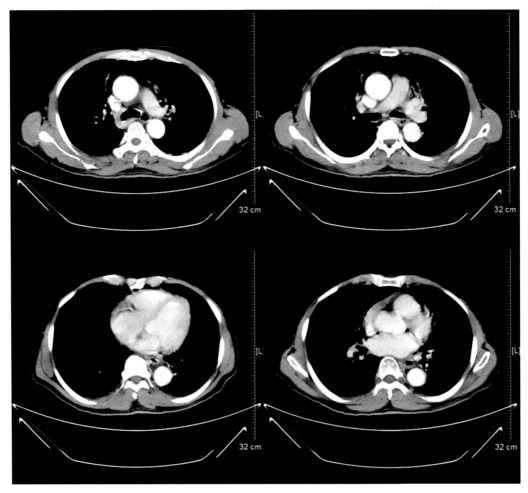

病例16图7　2019年9月复查胸部CT（纵隔窗）

七、疾病复发

2020年10月患者感吞咽困难再次就诊当地医院，查电子胃镜提示：食管肿物性质待查（食管癌？待病理明确）；病理：（距门齿35cm）鳞状细胞癌。未行治疗，转诊我院。

1. 体格检查　T：36.5℃，P：78次/分，R：19次/分，BP：125/78mmHg，H：170cm，W：60kg，KPS：90分，NRS：0分。营养中等，神志清醒。双侧颈部、锁骨上区等全身浅表淋巴结未触及肿大。胸廓无畸形，胸骨无压痛，双肺呼吸音清，未闻及啰音。腹部未触及肿块，肝、脾肋下未触及。

2. 辅助检查

（1）血常规、血生化、肿瘤标志物、肺功能、心电图均正常。

（2）2020-10-13我院病理提示：（距门齿35cm）鳞癌（病例16图8）。

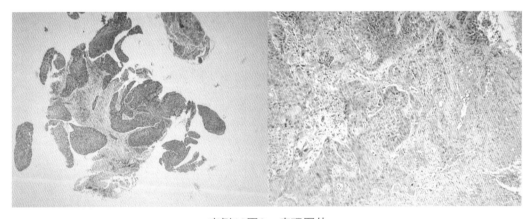

病例16图8　病理图片

（3）胸部CT（2020-10-11）：食管癌放化疗后，结合MPR，与前（2019-09-17）旧片对比：胸中段食管壁不规则增厚较前稍明显，现最厚处为1.3cm，病变段食管与降主动脉间的脂肪间隙部分消失，与其周长的接触面约为六分之一。纵隔各大血管结构清晰，纵隔血管间隙内见多发最短径小于1.0cm淋巴结与前大致相仿。气管、左右支气管及各段叶支气管开口无狭窄，管壁无明显增厚。影像诊断：食管胸中段癌放化疗后：食管壁略增厚较前明显，纵隔小淋巴结与前相仿，请随诊（病例16图9）。

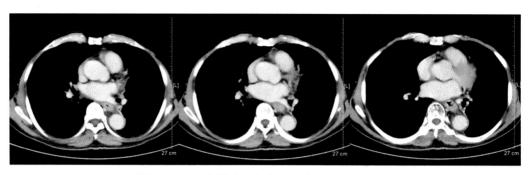

病例16图9　食管癌局部复发胸部CT（纵隔窗）

（4）食管钡透（2020-10-12）：胸中段食管管腔狭窄，长约6.1cm，局部管壁僵硬，边缘及黏膜不规则破坏，对比剂通过缓慢，其上方管腔扩张明显。影像诊断：符合胸中段食管癌（病例16图10）。

3. 诊断及治疗原则　诊断：胸中段食管鳞癌（$cT_{4b}N_0M_0$ Ⅳa期 AJCC第七版）化放疗后局部复发。

患者为食管鳞癌根治性放化疗后局部复发，结合既往放化疗后疾病控制良好，可考虑再次予同步放化疗控制肿瘤、改善症状、延长生存，治疗方案为同步放化疗。

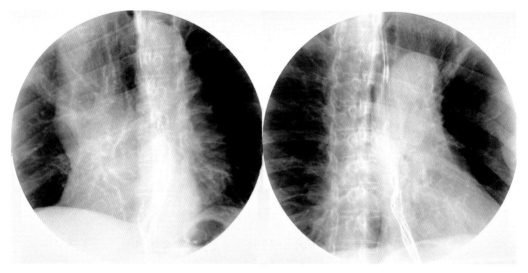

病例16图10　食管癌局部复发食管造影

4. 放射治疗

（1）放疗固定模制作：患者完善放疗前准备后，于2020-10-10行CT模拟定位。采用热塑体膜的颈胸膜固定。仰卧位，双手置于身体两侧。

（2）CT模拟定位：CT定位标记点放置：头脚方向一般靠近肿瘤区几何中心处，尽量靠近肿瘤靶区；体中线与矢状位激光线重合，水平方向一般以腋中线为准，并利用横断面激光线使3个标记点位于同一层面（即"0"层面）。CT扫描范围及参数：扫描层厚3mm，层距3mm；扫描范围：C1-肋膈角下缘，通常包含食管全段和颈胸淋巴结转移区域。在CT定位时为了减少食物潴留的影响，CT模拟定位前禁食2小时。

（3）放疗靶区：GTV-T：为影像上可见的食管病灶及食管壁；PTV：在周围方向外放0.5cm，上下外放1.0cm。

（4）放疗剂量：放疗处方剂量：95% PGTV 5000cGy/25F，200Gy/1F，每日1次，每周5次。

正常组织剂量：①总肺：V5＝33%，V20＝9%，V30＝2%；②心脏：V40＝10%；③脊髓：Dmax＝29.08Gy。

（5）放疗技术：采用VMAT（病例16图11、病例16图12）。

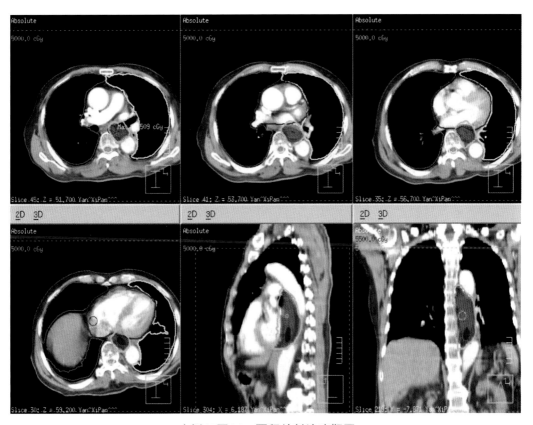

病例16图11　再程放射治疗靶区

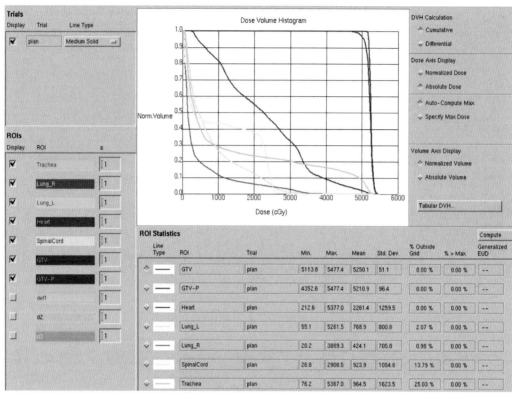

病例16图12　再程放疗计划DVH

5. 复发治疗经过　患者于2020-10-16开始在直线加速器实施精确放疗，每日1次，每周5次，完成PGTV DT5000cGy/25F。

化疗情况：患者于2020-10-16行"紫杉醇240mg D1＋顺铂45mg D1～D3 q21d"化疗1周期。

治疗评价：2020-11-21患者完成PGTV 5000cGy/25F。治疗过程顺利。2020-11-25复查胸部CT示：食管癌放化疗后，结合MPR，与前（2020-10-11）旧片对比：胸中段食管壁不规则增厚较前退缩，现最厚处为0.8cm，病变段食管与降主动脉间的脂肪间隙部分消失，与其周长的接触面约为六分之一。纵隔各大血管结构清晰，纵隔血管间隙内见多发最短径小于1.0cm淋巴结与前大致相仿。影像诊断：食管胸中段癌放化疗后：食管壁增厚较前退缩，建议随诊。2020-11-26复查食管造影示：胸中段食管癌较前好转（病例16图13、病例16图14）。

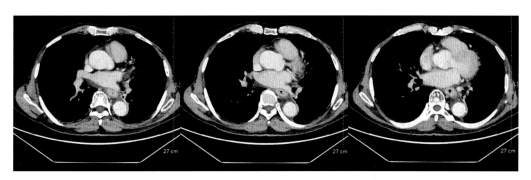

病例16图13　再程放疗结束后复查胸部CT（纵隔窗）

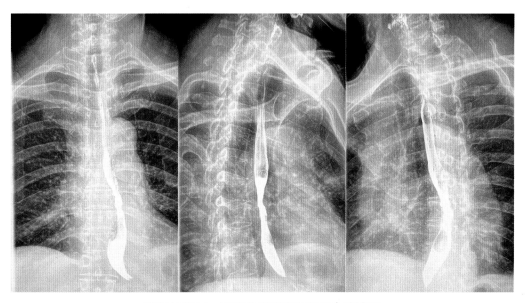

病例16图14　再程放疗结束后复查食管造影

2020-11-27、2020-12-22继续行"紫杉醇240mg D1＋顺铂45mg D1～D3 q21d"化疗2周期。2020-12-25复查胸部CT示：食管癌放化疗后，结合MPR，与前（2020-11-25）旧片对比：胸中段食管壁不规则增厚较前进一步退缩，现最厚处为0.6cm，病变段食管与降主动脉间的脂肪间隙部分消失，与其周长的接触面约为六分之一。纵隔各大血管结构清晰，纵隔血管间隙内见多发最短径小于1.0cm淋巴结与前大致相仿。影像诊断：食管胸中段癌放化疗后：食管壁增厚较前退缩，建议随诊（病例16图15）。

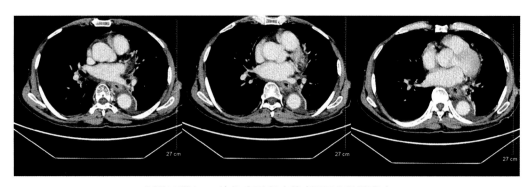

病例16图15 放化疗后复查胸部CT（纵隔窗）

八、随访与转归

后续患者于当地医院定期复查，未见肿瘤复发及转移征象。

九、治疗体会与知识要点

食管癌是我国常见恶性肿瘤，其发病率和死亡率在恶性肿瘤中居于前五[1]。我国食管癌病理中鳞状细胞癌占95%以上，且发现时多为中晚期，因此治疗多采用放射治疗为主的治疗模式[2]。局部复发是食管癌放疗后最主要的失败原因，其比率高达50%[3]，复发后患者5年生存率不足11%，如果未经综合治疗，多在1年内死亡[4]。本例不可手术的局部晚期食管癌患者首诊接受根治性放化疗，治疗后3年余再次出现吞咽困难，经胃镜活检明确为食管病灶再次复发，证实为食管癌根治性放化疗后局部失败。食管癌放疗后复发的主要治疗方式有内镜下黏膜剥除术、挽救性手术、再程放（化）疗、单纯化疗、姑息治疗等，挽救性手术是食管癌放疗后局部复发的治疗手段，但是手术适应证范围较窄，且术后并发症的发生率极高，因此可行性有限，效果差。单纯化疗和姑息治疗效果更差，1年生存率不足5%[5-8]。再程放疗是放疗后局部复发的主要治疗手段之一，二维放疗时代，考虑到正常组织耐受性差，再程放疗实施非常困难。随着放疗技术进步，精准调强放疗使食管癌再程放疗成为可能，但因其消化道穿孔出血等并发症发生率较高，所以对食管癌再程调强放疗的评价仍有争议，目前尚无统一的指南和规范。

ZHOU等[9]报道，55例再程放疗患者6个月、1年的生存率分别为41.8%、16.4%，显著优于姑息治疗组（仅接受单纯化疗、食管支架置入或营养支持治疗）患者的16.4%、3.4%，3级以上肺炎发生率为5.5%，食管穿孔的发生率为20%。沈文斌等[10]报道分析了42例再程放疗患者，局部控制率90.4%，1、2年生存率分别为60%、24%，

2级以上食管炎发生率35.7%，2级以上放射性肺炎发生率21.5%。于汶卉等[11]进行的Meta分析认为，挽救性手术的适应证严格，治疗相关死亡率高，在临床中应用受限。再程放疗在放化疗后复发食管癌患者中具有一定疗效，且不良反应大多可耐受，可作为临床治疗的较好选择。但本研究因纳入的数据有限，尚有很多需要弥补的地方，期待更多前瞻性、大数据的随机临床试验进行分析和验证。何斌等[12]的研究也显示，对于食管癌放疗后局部复发患者，IMRT为有效的治疗手段，有一定的临床客观缓解率，但放疗并发症亦较高，应警惕食管穿孔及3级以上放射性肺炎的发生。韩立杰等[13]的研究认为，对食管癌放疗后局部复发患者进行再程调强放疗具有一定的有效性和安全性，临床客观缓解率较高，可将其作为有效的复发治疗方法。根据该研究结果可知，气管食管瘘是发生率最高的不良反应，导致气管食管瘘出现的主要原因为患者的病灶属于溃疡型，食管壁较薄，对于放射线病灶具有较强的敏感性，进而致使肿瘤坏死。在治疗环节可根据治疗指征选择患者，对患者食管钡餐造影进行定期复查，或者可以合理调整放疗剂量，以降低不良反应发生率。姜颖[14]认为，针对接受根治性放疗治疗以后局部复发的食管癌患者，在进行再程放疗治疗的过程中应用三维适形放疗方案可以有效提高患者治疗的有效率，治疗不良反应发生率相对较低。本例患者首诊放疗剂量已达根治性剂量，即60Gy，首诊放疗顺利，PFS 3年余，未发生3级以上放疗相关不良反应，局部复发后食管造影未见龛影等穿孔高危征象，因此选择再程放疗，放疗方式采用VMAT，以优化靶区的覆盖及减少正常组织的损伤。

针对再程放疗的剂量制订，目前尚无定论，早在二维放疗时代，由于放疗设备精准度差，以及食管周边正常组织（如肺、脊髓等）耐受性差，所以食管癌再程放疗处方剂量较低（30～50Gy），以缓解临床症状为主要目的。在三维调强时代，ZHOU等[9]报道分析指出，与<50Gy相比，再程放疗剂量>50Gy的患者可以获得更好的生存预后。FAKHRIAN等[15]的研究报道中，亚组分析显示接受再程放疗剂量>45Gy的患者生存预后显著优于剂量<45Gy患者。周海文[16]等报道较高剂量（≥54Gy）可以获得更好的预后。沈文斌[10]推荐剂量在50～60Gy为宜。但是在临床实际工作中，影响再程放疗剂量制订的因素较多，如患者营养状态、功能状态评分、两次放疗间隔时间、首程放疗剂量、心肺功能、正常组织耐受性、穿孔发生的风险等，需综合评估后制订放疗剂量。本例患者再程放疗距离首程放疗3年余，相关正常组织修复已经达到一定程度，此外患者复发病灶局限于食管病灶，因此在正常组织可耐受的情况下采用相对高姑息的放疗剂量对于患者可能获益更大。此外患者的放疗靶区仅照

射局部复发病灶，未做预防照射；同时在治疗过程中我们密切监测血常规及食管造影检查，重点关注放疗可能导致的正常组织损伤，包括放射性食管炎、食管穿孔、肺炎等，治疗过程中配合营养支持、保护黏膜等对症处理，以保障患者的治疗顺利进行。

再程治疗的模式中，再程放疗同步联合化疗较单纯放疗是否获益，目前尚无一致意见。有研究认为，再程放疗联合化疗并无获益，原因是放疗后复发病灶中心坏死缺氧，对化疗不敏感。罗宏涛等[17]研究报道，食管癌再程放化疗对比单纯放疗，1、2、3年生存率无统计学差异，但再程放化疗组放射性食管炎、放射性肺炎及骨髓抑制明显升高，且因毒副反应导致的病死率明显升高。但是也有研究得出相反的结论，高岭等[18]研究报道，食管癌再程放疗患者采用三维适形放疗同步化疗（紫杉醇＋顺铂方案），放化疗不良反应可耐受，且治疗效果优于单纯再程放疗组。周海文[16]等研究结果发现，再程同步放化疗组与再程单纯放疗组1、2、3年生存率无统计学差异，但是2度以上再程同步放化疗组骨髓抑制显著高于单纯放疗组。顾浩[19]报道了放疗同步替吉奥化疗改善了近期疗效并可延长患者OS。张清琴[20]研究口服替吉奥同步食管癌再程IMRT治疗，RR为93.3%，显著高于单纯放疗组的80.0%，两组的1年生存率分别为69.0%、54.0%。但也有研究认为，再程dCRT与单纯放疗相比，不仅并未提高肿瘤局部控制率以及3年生存率，更导致放射性食管炎、放射性肺损伤及Ⅰ～Ⅲ骨髓抑制发生的概率明显增加，相关死亡率明显增高[17]。因此在临床工作中应用再程放疗同步化疗时，应当综合考虑患者的一般状况、评价患者自身的耐受程度等，进而决定是否联合化疗。

综上所述，精准放疗时代，食管癌再程放疗是食管癌根治性放化疗后复发的有效治疗手段，严格把握适应证，筛选优势患者，可以获得较好的预后。近年来靶向药物及免疫治疗在食管癌领域不断探索，将来联合再程放疗治疗复发食管癌值得期待。

（病例提供者：吴君心　陈明秋　程文芳　福建省肿瘤医院
郑方静　宁德师范学院附属宁德市医院）

参考文献

[1]Liang H，Fan JH，Qiao YL.Epidemiology etiology and prevention of esophageal squamous cell carcinoma in China J[J].Cancer Biol Med，2017，14（1）：33-41.

[2]国家卫生健康委员会.食管癌诊疗规范2018年版[J].中华消化病与影像杂志电子版，2019，9（4）：158-192.

[3]Welsh J，Settle SH，Amini A，et al.Failure patterns in patients with esophageal cancer treated with definitive chemoradiation[J].Cancer，2012，118（10）：2632-2640.

[4]Shioyama Y，Nakamura K，Ohga S，et al.Radiation therapy for recurrent esophageal cancer after surgery：Clinical results and prognostic factors[J].Jpn J Clin Oncol，2007，37（12）：918-923.

[5]Tachimori Y.Role of salvage esophagectomy after definitive chemoradiotherapy[J].Gen Thorac Cardiovasc Surg，2009，57（2）：71-78.

[6]李瑞卿，曹亮，赵快乐.食管癌根治性放疗后局部复发诊断和再治疗进展[J].中华放射肿瘤学杂志，2016，25（9）：1020-1024.

[7]Nishimura M，Daiko H，Yoshida J，et al.Salvage esophagectomy following definitive chemoradiotherapy [J].Gen Thorac Cardiovasc Surg，2007，55（11）：461-464. discussion 464-465.

[8]Chao YK，Chan SC，Chang HK，et al.Salvage surgery after failed chemoradiotherapy in squamous cell carcinoma of the esophagus[J].Eur J Surg Oncol，2009，35（3）：289-294.

[9]Zhou ZG，Zhen CJ，Bai WW，et al.Salvage radiotherapy in patients with local recurrent esophageal cancer after radical radiochemotherapy[J].Radiat Oncol，2015，10（1）：54.

[10]沈文斌，祝淑钗，万钧，等.42例放疗后复发食管癌三维适形放疗的疗效分析[J].中华放射肿瘤学杂志，2010，19（2）：111-114.

[11]于汶卉，张萍，甄婵军，等.食管癌放化疗后复发再程放疗的Meta分析[J].中华放射肿瘤学杂志，2021，30（9）：892-897.

[12]何斌，殷红梅，崔珍，等.食管癌放疗后局部复发45例再程调强放疗分析[J].蚌埠医学院学报，2015，40（1）：23-25.

[13]韩立杰，魏冬冬，王洪兵，等.食管癌放疗后局部复发再程调强放疗有效性及安全

性的临床分析[J].中华肿瘤防治杂志，2020，（S01）：55，57.

[14]姜颖.食管癌根治性放疗后复发患者行再程放疗的疗效[J].中国医药指南，2020，18（27）：6-7，10.

[15]Fakhrian K，Gamisch N，Schuster T，et al.Salvage radiotherapy in patients with recurrent esophageal carcinoma[J].Strahlenther Onkol，2012，188（2）：136-142.

[16]周海文，程欣宇，李鸣鹤，等.食管癌再程调强放疗的效果分析[J].河南医学高等专科学校学报，2022，34（2）：163-166.

[17]罗宏涛，魏世鸿，王小虎，等.食管癌放疗后复发再程三维适形放疗同步化疗的临床观察[J].中华肿瘤防治杂志，2013，20（5）：371-373.

[18]高岭，宋智波，李宁，等.食管癌再程放疗的临床观察[J].中华肿瘤防治杂志，2015，22（4）：277-280.

[19]顾浩，王鑫，吴竞，等.食管癌再程放疗联合替吉奥的疗效评价[J].世界华人消化杂志，2014，22（22）：3286-3290.

[20]张清琴，王军民，杨萌，等.替吉奥联合调强放疗对食管癌再程放疗的疗效观察[J].山东医药，2015，55（1）：52-53.

病例17　食管癌放化疗后淋巴结转移

一、病史摘要

患者男性，66岁，主诉：确诊食管鳞癌1年余，放化疗后淋巴结复发半个月余。

现病史：患者2022-02-15因"吞咽困难"入我院诊治，2022-02-26行CT平扫＋增强提示：食管中胸段壁增厚并软组织肿块，伴纵隔及锁骨上窝多发肿大淋巴结，考虑食管癌可能性大；肝多发占位考虑转移瘤。胃镜病理示：（距门齿27～34cm）低分化癌，倾向低分化鳞状细胞癌。免疫组化示：癌细胞CK（＋）、P40灶（＋）、P63灶（＋）、CK7（－）、LCA（－）、Ki-67约50%，诊断为食管鳞状细胞癌（$cT_xN_2M_{1c}$，Ⅳb期）。于2022-03-10、2022-03-31、2022-04-21、2022-05-13予以免疫联合化疗，3周方案，具体：卡瑞丽珠单抗200mg D1＋白蛋白紫杉醇200mg D1、D8＋卡铂500mg D1，期间评价PR。后于2022-06-13、2022-07-05、2022-07-26、2022-08-18给予卡瑞丽珠单抗200mg免疫维持治疗。2022-08-17复查颈胸部CT提示纵隔淋巴结较前增多、增大，2022-09-21开始纵隔淋巴结放疗，PGTV：6000cGy/25次，PCTV：5000cGy/25次，后于2022-09-14、2022-10-06、2022-10-27、2022-11-17、2022-12-08、2023-01-05、2023-02-01继续予以卡瑞丽珠单抗200mg免疫维持，2023-02-22复查颈胸部CT提示左侧腋窝淋巴结多发肿大淋巴结，病情进展，免疫治疗无效，于2023-03-01予以替吉奥50mg 2次/日 D1～D14＋安罗替尼10mg 1次/日 D1～D14，3周方案，并准备腋窝淋巴结放疗，患者此次为行放疗来我院治疗。

既往史：高血压病史4年，服用安内喜（氯沙坦钾氢氯噻嗪片），血压控制尚可。

二、体格检查

T：36.2℃，P：85次/分，R：20次/分，BP：121/71mmHg，H：168cm，W：70kg，KPS：90分，NRS：0分，PS：1分。营养中等，神志清楚，左颈根部、左腋窝顶部可触及蚕豆大小淋巴结，余浅表淋巴结未触及肿大。胸廓无畸形，胸骨无压痛，双肺呼吸音清，未闻及啰音。腹部未触及肿块，肝、脾肋下未触及。

三、辅助检查

1. 血常规（2023-02-22）　红细胞计数3.11×10^{12}/L，血红蛋白108g/L。

2. 肝肾功能、电解质、凝血功能＋D二聚体等指标均无明显异常。

3. 颈胸部CT（2023-02-22）　食管癌治疗后复查，食管壁较前增厚；左颈部淋巴结较前增大，纵隔淋巴结较前缩小，新增左侧腋窝多发肿大淋巴结；肝内转移瘤部分较前缩小，余较前无明显变化（病例17图1）。

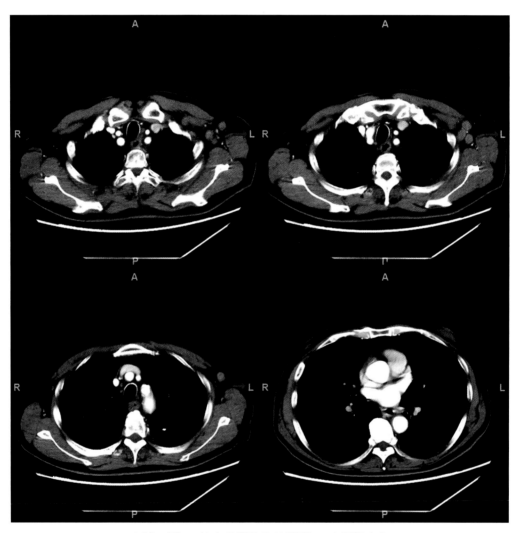

病例17图1　放疗前颈胸腹部增强CT（纵隔窗）

4. 电子纤维胃镜（2023-02-23）　胃镜插至距门齿25cm可见一不规则肿物占据管腔致管腔狭窄无法进镜，肿物表面有溃疡，附有污秽苔，取检质脆易出血（病例

17图2）。

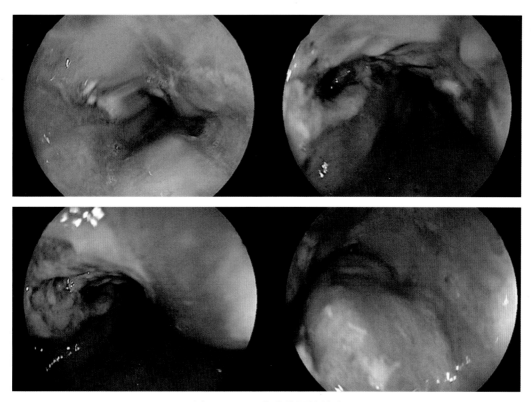

病例17图2　治疗前胃镜检查

5. 首次胃镜（2022-02-25）　提示距门齿27~34cm见一巨大溃疡，底覆污秽苔，表覆血痂；取检质脆易出血（病例17图3）。

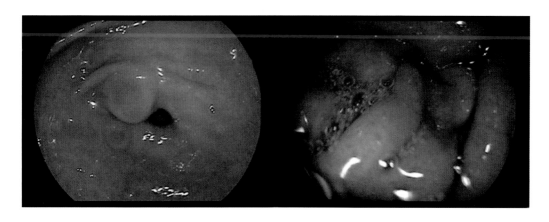

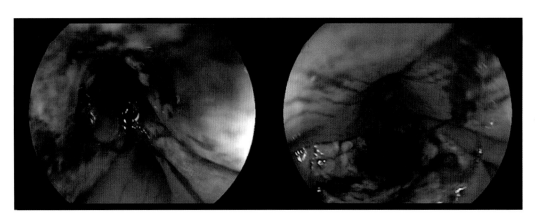

病例17图3　首次胃镜检查

6. 病理（2022-02-25）　食管低分化鳞癌。

7. 颈胸腹部CT（2022-02-26）　食管中胸段壁环壁性不均匀软组织增厚，最厚约16mm，节段长约58mm，管腔狭窄，增强呈轻度不均匀强化，以上管腔轻度扩张、积液，周围脂肪间隙模糊，双侧锁骨上窝区及纵隔可见多发肿大淋巴结呈轻度不均匀环形强化，较大者短径约19mm（病例17图4）。

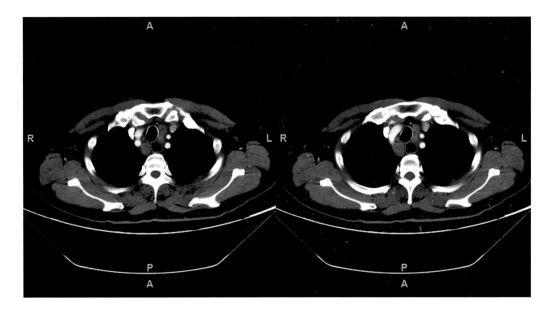

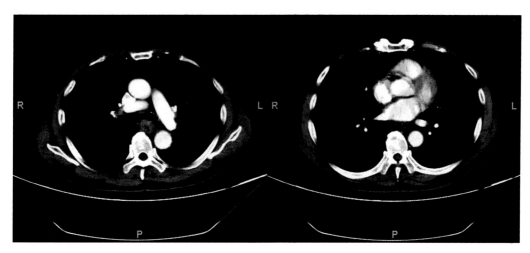

病例17图4　首次颈胸腹部增强CT（纵隔窗）

四、诊断及治疗原则

诊断：食管鳞状细胞癌$cT_xN_2M_{1c}$，Ⅳb期。患者放化疗联合免疫治疗后病情进展，考虑当前免疫维持治疗耐药，改用腋窝淋巴结放疗，同步联合替吉奥50mg 2次/日 D1~D14＋安罗替尼10mg 1次/日 D1~D14，3周方案。

五、放射治疗

1. 放疗固定膜制作　采用仰卧位，双手置于身体两侧。采用热塑体膜的颈胸膜固定。

2. CT模拟定位　CT定位标记点放置：头脚方向一般靠近肿瘤区几何中心处，尽量靠近肿瘤靶区；体中线与矢状位激光线重合，水平方向一般以腋中线为准，并利用横断面激光线使3个标记点位于同一层面（即"0"层面）。CT扫描范围及参数：扫描层厚2.5mm，层距2.5mm；扫描范围：C1-肋膈角下缘，包含腋窝淋巴结转移区域。

3. 放疗靶区　GTV：CT影像下可见阳性腋窝淋巴结；CTV：腋窝淋巴结引流区；PTV：PGTV在GTV基础上外扩0.5cm，PCTV在CTV基础上外扩0.5cm。

4. 放疗剂量　放疗处方剂量：95% PGTV 60Gy/2.0Gy，95% PCTV 50Gy/2.0Gy，每日1次，每周5次，总计30次。

正常组织限量：①双肺：平均剂量≤14~16Gy，V5≤63%，V20≤28%，V30≤20%；②心脏：V30≤40%，V40≤30%；③脊髓：Dmax≤45Gy；④胃：V40≤40%，Dmax≤55~60Gy；⑤小肠：V40≤40%，Dmax≤55Gy；⑥双肾：

V20≤30%；⑦肝：V30≤30%。

5. 放疗技术　采用IGRT（病例17图5）。

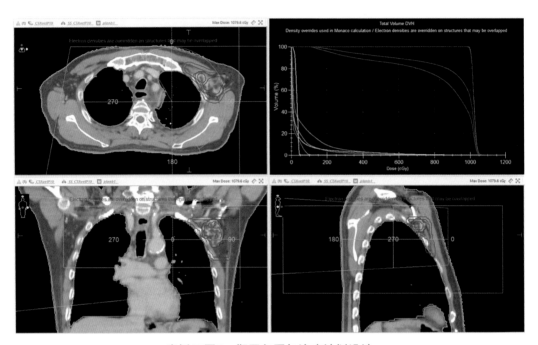

病例17图5　靶区勾画与治疗计划设计

六、治疗经过

1. 放射治疗　患者于2023-03-09开始在医科达Versa-HD直线加速器实施精确放疗，每日1次。2023-03-22放疗后复查血常规提示三系减少，考虑为骨髓抑制（Ⅰ度，RTOG标准）。继续嘱患者完成放疗计划。2023-04-11第24次放疗后复查血常规仍提示三系减少，其中白细胞计数2.09×10^9/L，考虑为Ⅱ度骨髓抑制，予"特尔津200μg皮下注射，1次/日×2天"对症处理后好转。2023-04-20完成最后一次放射治疗，未诉特殊不适。

2. 靶向联合化疗情况　患者体表面积1.78m²，放疗期间同步给予替吉奥50mg 2次/日 D1～D14＋安罗替尼10mg 1次/日 D1～D14，q3w，期间无3级以上的毒性反应。

3. 治疗评价　2023-04-20腋窝淋巴结放疗结束，腋窝淋巴结肿块较前缩小，效果显著，未诉特殊不适，生命体征平稳。2023-05-08返院复查，血常规提示：白细胞计数2.96×10^9/L，血红蛋白计数105g/L。颈胸腹部CT：食管壁增厚较前缓解；左颈部及左侧腋窝淋淋巴结较前减少缩小；纵隔淋巴结较前变化不明显；肝内结节低密度影未见明显变化；余较前无明显变化（病例17图6）。肿瘤疗效评价PR。目前病情稳定，嘱患者定期复查血常规、肝肾功能、电解质及颈胸部CT。

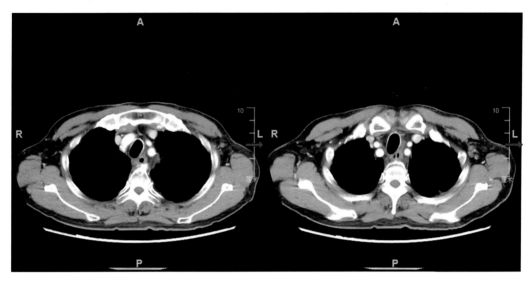

病例17图6　放疗后复查颈胸腹部增强CT（纵隔窗）

七、随访与转归

2023-05-08颈胸腹部增强CT见病例17图6。

八、治疗体会与知识要点

食管癌是全球男性第五大癌症相关死亡原因，女性第八大癌症相关死亡率[1]。据报道，食管癌根治性术后复发的发生率从23%～53%不等。尽管使用了各种治疗方式，但复发病例的预后仍然极差，中位生存时间仅为3～10个月。与血行转移或播散相比，淋巴结复发是食管癌根治性术后最常见的复发模式。虽然远处复发被认为与预后极差有关，但淋巴结的复发被认为是一种局部疾病，可以在食管切除术中切除。然而，食管癌根治性术后淋巴结复发患者的预后通常非常差，主要是因为在大多数情况下，这种复发是被认为伴有远处转移或未能获得治疗[2]。有趣的是，许多研究报告称，在无远处转移的淋巴结复发患者中，局部治疗后预后相对良好。并且食管癌根治术后两处以内的淋巴结复发和复发后行积极局部治疗（放化疗或手术），与良好的生存相关。有研究结果表明局部控制淋巴结复发的重要性，而不管位置如何[3]。

在食管癌根治性术后发生复发转移的人群中，淋巴结转移占比高达61.8%（同样适用于根治性放疗），其中1R区淋巴结复发比例最高，为30%左右。整体来看，淋巴结复发主要集中在双侧锁骨上、胸腔1、2、4、3P、7、8区，腹腔3、7、8、9、10、11、16组。这也提示我们颈部超声（或CT）、胸部CT、腹部超声（或CT）为每次复查的必查项目[3]。

有研究表明肿瘤分期高、非根治性切除、淋巴结采集阳性的患者复发风险较高，生存期较短[4]。

NCCN指南建议放疗后局部复发的食管癌患者应予手术治疗，但围术期死亡率及术后并发症发生率较高，限制了挽救性手术的应用，造成临床推广困难。随着放疗技术的进步，精准照射技术下的再程放疗取得了一定的疗效，且不良反应可接受。再程放疗的治疗相关死亡率低，不良反应控制高，与手术相比治疗相关致死性风险明显降低[5]。综上所述，挽救性手术的适应证严格，治疗相关死亡率高，在临床中应用受限[6]。再程放疗在放化疗后复发食管癌患者中具有一定疗效，且不良反应大多可耐受，可作为临床治疗的较好选择[7, 8]。因此，对于局限于局部淋巴结的食管癌复发患者，研究发现再照射对局部复发性是有效的[9]。

本例患者为食管鳞癌放化疗后免疫维持治疗患者，但在1年后出现了淋巴结复发，复发部位为腋窝淋巴结，首选治疗方案为局部放疗，放疗期间无明显毒副反应，取得了非常好的疗效。当前，我国食管癌患者生存率仍较低，且多数患者确诊时已是中晚期食管癌。精准分型、精准分期对提升食管癌预后非常重要，免疫组化检测、新兴的分子水平检测技术、多模态的影像检查助力实现精准分型和精准分期。MDT会诊有助于全面考虑患者情况，为患者提供最佳治疗方案，使患者能从个体化综合治疗中获得更佳生存获益。当前，我国食管癌患者生存率仍较低，且多数患者确诊时已是中晚期食管癌。精准分型、精准分期对提升食管癌预后非常重要，免疫组化检测、新兴的分子水平检测技术、多模态的影像检查助力实现精准分型和精准分期。MDT会诊有助于全面考虑患者情况，为患者提供最佳治疗方案，使患者能从个体化综合治疗中获得更佳生存获益[10]。

关于预后，有研究表明在放疗过程中，加强营养支持可以降低放疗引起的淋巴细胞减少程度，延长生存时间[11]。我们确实发现了一些进行了长期随访的患者，他们最常见是局部区域转移并得到治愈性治疗的患者。然而，这组患者太小，无法可靠地分析可以在早期阶段识别这些患者的因素，因为他们可能从常规成像随访中受益最大，而不是临床随访。因此，基于这些数据，我们不会直接改变我们目前的随访策略，依然是做CT扫描[12]。

　　随访建议：推荐于根治性放化疗结束后1～2个月开始，随访推荐频次为初始2年内3个月复查1次，2～5年每半年复查1次，5年以后每年复查1次。包括增强CT（包含颈部、胸部及腹部区域）及血常规、生化等实验室检查。上消化道造影、全身PET-CT、骨扫描、颅脑MRI可根据病情选择；随访期间若发现吻合口、区域淋巴结或远隔脏器可疑转移灶，酌情可考虑行上消化道内镜检查、纤维支气管镜检及EBUS-TBNA或EUS-FNA区域肿大淋巴结有创性检查[1]。

（病例提供者：刘安文　蔡　婧　左　明　南昌大学第二附属医院）

参考文献

[1]中国临床肿瘤学会（CSCO）.食管癌诊疗指南[M].北京：人民卫生出版社，2022.

[2]Smyth EC，Lagergren J，Fitzgerald RC，et al[J].Oesophageal cancer，Nat Rev Dis Primers，2017，3：17048.

[3]孙荣刚.食管癌术后纵隔各分区的淋巴结转移概率研究[J].现代肿瘤医学，2013，21（10）：2257-2260.

[4]Kalff MC，Henckens SPG，Voeten DM，et al.Recurrent Disease After Esophageal Cancer Surgery：A Substudy of The Dutch Nationwide Ivory Study[J].Annals of Surgery，2022，276（5）：806-813.

[5]Zhang XF，Liu PY，Zhang SJ，et al.Principle and progress of radical treatment for locally advanced esophageal squamous cell carcinoma[J].World J Clin Cases，2022，10（35）：12804-12811.

[6]Tsuchiya N.Chemoradiotherapy for Locally Advanced Esophageal Squamous Cell Carcinoma[J].Langenbeck's Archives of Surgery，2022，407（5）：1911-1921.

[7]Tanaka K，Yamasaki M，Makino T，et al.Analysis of prognostic factors in patients with lymph node recurrence after radical esophagectomy：importance of locoregional therapy[J].Esophagus，2021，18（2）：195-202.

[8]陈永顺，程欣宇，宋海侠，等.食管癌根治性放化疗后局部复发挽救治疗研究[J].中华放射肿瘤学杂志，2019，28（11）：826-829.

[9]Lan K，Chen J.Efficacy and safety of re-irradiation for locoregional esophageal squamous

cell carcinoma recurrence after radiotherapy：a systematic review and meta-analysis[J]. Radiat Oncol，2022，17（1）：61.

[10]中国医师协会放射肿瘤治疗医师分会，中华医学会放射肿瘤治疗学分会，中国抗癌协会肿瘤放射治疗专业委员会.中国食管癌放射治疗指南（2022年版）[J].国际肿瘤学杂志，2022，49（11）：641-657.

[11]Tian X，Hou Y，Guo J，et al.Effect of intensity modulated radiotherapy on lymphocytes in patients with esophageal squamous cell carcinoma and its clinical significance[J]. Frontiers in Oncology，2023，13：1096386.

[12]中华医学会消化内镜学分会，中国抗癌协会肿瘤内镜专业委员会.中国早期食管癌筛查及内镜诊治专家共识意见（2014年，北京）[J].中华消化内镜杂志，2015，20（4）：205-224.

病例18 颈段食管癌放疗

一、病史摘要

患者女性，65岁，主诉：确诊食管鳞状细胞癌2天。

现病史： 患者1个月前无明显诱因出现进食异物感，1周前症状加重。2023-05-23就诊于南昌某医院消化内科，门诊行电子胃镜检查提示：距离门齿18cm、24cm见菜花状新生物，诊断：食管多发占位。予行病理活检，术后病理示：距离门齿18cm、24cm中分化鳞状细胞癌。患者为进一步诊治于2022-05-25住入我科。

既往史： 无特殊。

二、体格检查

T：36.6℃，P：86次/分，R：20次/分，BP：121/68mmHg，H：150cm，W：70kg，PS：1分，NRS：1分。营养良好，神志清醒。双侧颈部、锁骨上区等全身浅表淋巴结未触及肿大。胸廓无畸形，胸骨无压痛，双肺呼吸音清，未闻及干湿性啰音。腹部未触及肿块，肝、脾肋下未触及。

三、辅助检查

1. 血生化、肿瘤标志物、肺功能、心电图均正常。

2. 电子胃镜（2022-05-21） 食管：距离门齿18cm和距离门齿24cm分别可见大小约3.0cm×2.0cm和3.5cm×2.0cm的菜花状占位，表面充血糜烂，取检质脆易出血。胃体：皱襞规整，黏膜散在片状充血。诊断：①食管多发占位性病变；②浅表性胃炎。活检病理：（距门齿24cm、距门齿18cm）中分化鳞状细胞癌。免疫组化：癌细胞PD-L1（Dako）22C3 CPS约20（病例18图1）。

3. 电子支气管镜（2022-06-01） 喉部：会厌光滑，声带活动自由，无麻痹。气管：软骨环清晰，黏膜充血肿胀，光滑完整，管腔通畅（病例18图2）。

4. 颈胸腹部增强CT（2022-05-22） 食管胸段上中段管壁增厚、强化、伴邻近纵隔内肿大淋巴结，考虑肿瘤性病变，食管癌可能性大。两肺散在小结节、部分钙化，两肺少许慢性炎症；甲状腺饱满；肺动脉增粗（病例18图3）。

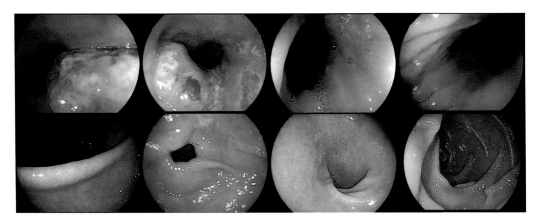

病例18图1　首次胃镜检查

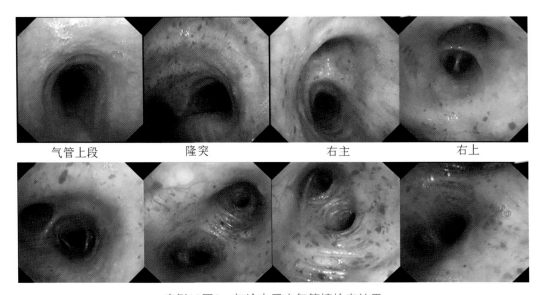

气管上段　　　　隆突　　　　　右主　　　　　右上

病例18图2　初诊电子支气管镜检查结果

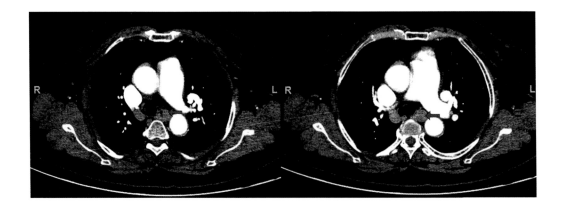

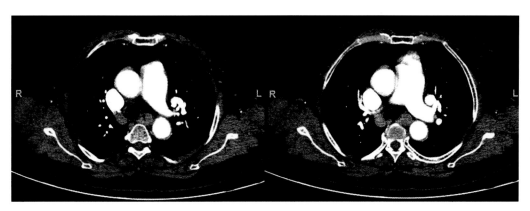

病例18图3　放疗前胸部CT（纵隔窗）

5. 颅脑MRI平扫＋增强（2022-05-28）　脑内多发缺血灶。颅脑增强扫描未见明显异常对比强化，副鼻窦炎。

四、诊断及治疗原则

患者系颈段及胸上段段多灶食管鳞癌（$cT_3N_1M_0$ Ⅲ期），参照《中国食管癌放射治疗指南（2022年版）》《食管癌诊疗指南（2022年版）》，治疗方案为根治性同步放化疗。

五、放射治疗

1. 放疗固定模制作　在CT模拟定位前，在电子胃镜下行"经胃镜食管病变钛夹定位"。术中见：距门齿18～20cm见一新生物，直径2cm，距门齿20cm放置钛夹一枚，距离门齿24～26cm见一新生物，直径2cm，距门齿26cm放置钛夹一枚（病例18图4）。

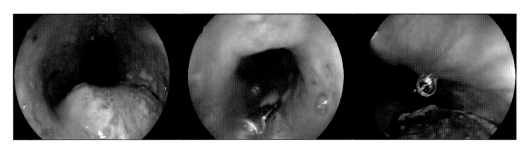

病例18图4　经胃镜食管病变钛夹定位

标记好食管病灶位置。体位固定方法：采用仰卧位，双手置于身体两侧。采用头颈肩面罩固定。

2．CT模拟定位　CT定位标记点放置：头脚方向一般靠近肿瘤区几何中心处，尽量靠近肿瘤靶区；体中线与矢状位激光线重合，水平方向一般以腋中线为准，并利用横断面激光线使3个标记点位于同一层面（即"0"层面）。CT扫描范围及参数：扫描层厚2.5mm，层距2.5mm；扫描范围：C1-肋膈角下缘，通常包含食管全段和颈胸淋巴结转移区域。在CT定位时为了减少食物潴留的影响，建议CT模拟定位前禁食2小时。

3．放疗靶区　GTV：为钛夹标记食管病灶，GTVnd为CT影像下可见阳性淋巴结。CTV：包括食管病灶、食管病灶上下各3cm正常食管，GTVnd三维外扩0.5～1cm。一般需包括中颈、1（下颈、双侧锁骨上）、2、4、7淋巴结引流区。拟行调强放射治疗。PTV：PGTV在GTV及GTVnd基础上外扩0.5cm，PCTV在CTV基础上外扩0.5cm。

4．放疗剂量　放疗处方剂量：95％ PGTV 61.6Gy/2.2Gy，95％ PCTV 50.4Gy/1.8Gy，每日1次，每周5次，总计28次。靶体积内的剂量均匀度为95％～105％的等剂量线范围内，PTV：93～107％。

正常组织限量：①双肺：平均剂量≤14～16Gy，V5≤63％，V20≤25％，V30≤20％；②心脏：V30≤40％，V40≤30％；③脊髓：Dmax≤45Gy。

5．放疗技术　采用IGRT（病例18图5）。

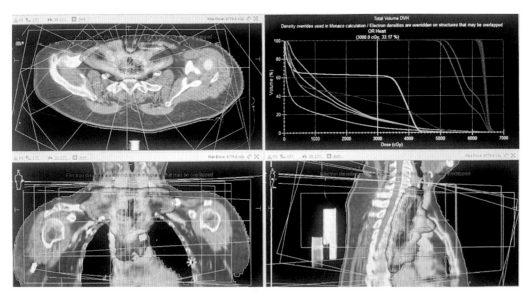

病例18图5　靶区勾画与治疗计划设计

六、治疗经过

1．放射治疗　患者于2022-06-06开始在医科达Versa-HD直线加速器实施精确放疗，每日1次。放疗6次时即出现咽喉干痒、吞咽疼痛，伴进食哽噎感，考虑放射性食管炎，予利多卡因联合地塞米松局部对症处理。同步化疗3次后出现骨髓抑制Ⅲ度，表现为白细胞下降（Ⅲ度，RTOG标准），予"特尔津400μg皮下注射，1次/日×3天"对症处理后好转。后未继续同步化疗。2022-07-13完成最后1次放射治疗。

2. 化疗情况 患者体表面积1.6m²，同步每周给予紫杉醇（白蛋白结合型）160mg静脉滴注＋卡铂200mg静脉滴注化疗，同步化疗3周期后出现3度骨髓抑制，表现为白细胞下降。

3. 随访 2022-08-15放疗后1个月复查颈胸腹部CT平扫＋增强：食管壁增厚、肿胀范围更明显，提示治疗后改变，纵隔淋巴结缩小，右侧锁骨下静脉栓塞、头臂静脉变窄。胸内甲状腺肿，两肺少许慢性炎症，左肺上叶及右下肺支扩伴少许黏液栓（病例18图6）。考虑放射性食管炎表现，给予低分子肝素抗凝，甲泼尼龙40mg静脉滴注1次/日，经治疗后，吞咽困难缓解。2022-10-11颈胸腹部CT平扫＋增强示：对比2022-08-15，食管壁增厚、肿胀范围较前好转，纵隔淋巴结基本同前。右侧锁骨下静脉栓塞较前好转，头臂静脉变窄，胸内甲状腺肿，两肺少许慢性炎症，左肺上叶及右下肺支扩同前，黏液栓有所吸收。2022-10-13复查上消化道钡餐：食管胸上中段病变，符合食管癌表现，请结合临床（病例18图7）。2022-10-13颅脑MRI平扫＋增强示：脑内多发缺血灶，副鼻窦炎。

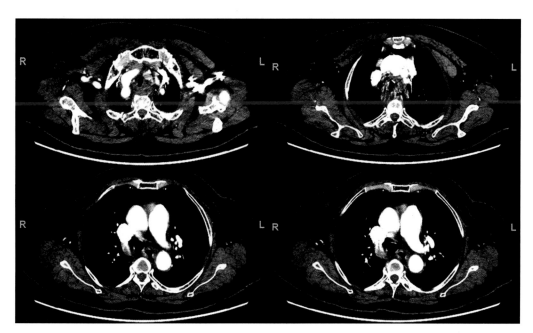

病例18图6 放疗后1个月胸部CT检查

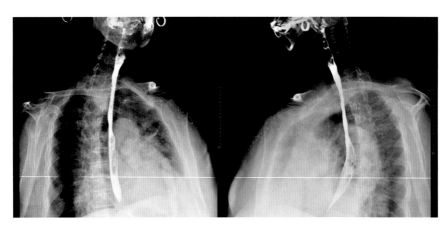

病例18图7　放疗后食管造影：食管上中段病变，符合食管癌表现，慢性胃炎

2022-10-11颈胸腹部增强CT：对比2022-08-15片：食管壁增厚、肿胀范围较前好转，纵隔淋巴结同前；右侧锁骨下静脉栓塞较前好转，头臂静脉变窄，胸内甲状腺肿，两肺少许慢性炎症（病例18图8）。

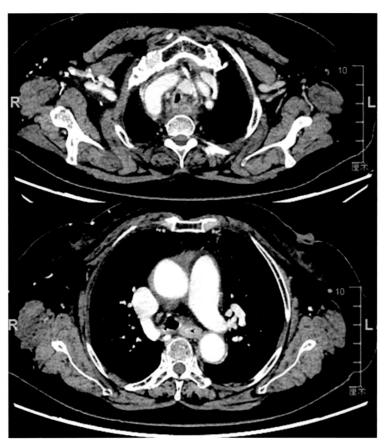

病例18图8　胸部CT影像检查（纵隔窗）

2022-11-17颈胸腹部增强CT：对比2022-10-11片：食管壁增厚、肿胀范围较前好转，纵隔淋巴结较前缩小；右侧锁骨下静脉栓塞较前相仿，头臂静脉变窄，胸内甲状腺肿，双侧上颌窦炎症，两肺少许慢性炎症（病例18图9）。

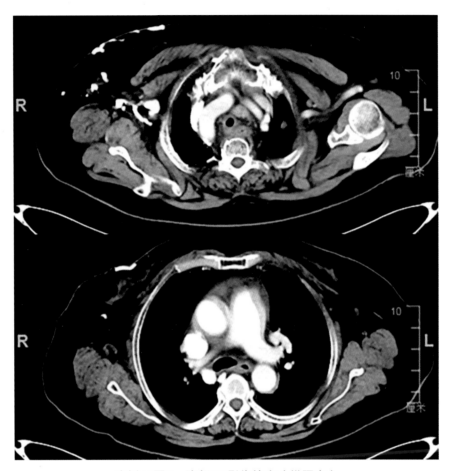

病例18图9　胸部CT影像检查（纵隔窗）

2023-02-02颈胸腹部增强CT：对比2022-11-17片：食管壁增厚、肿胀范围较前好转，纵隔淋巴结较前缩小；双肺上叶炎症较前增多，胸内甲状腺肿，双侧上颌窦炎症，心包积液较前增多（病例18图10）。

2023-04-06颈胸腹部增强CT：对比2023-02-02片：食管壁增厚、肿胀范围较前变化不大，纵隔淋巴结较前缩小；双侧肺尖及左侧脊柱旁实变，考虑放射性肺炎，胸内甲状腺肿，心包积液较前稍增多（病例18图11）。

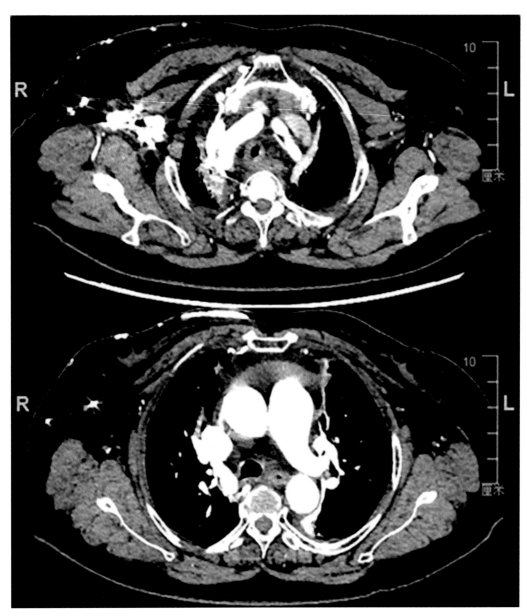

病例18图10　胸部CT影像检查（纵隔窗）

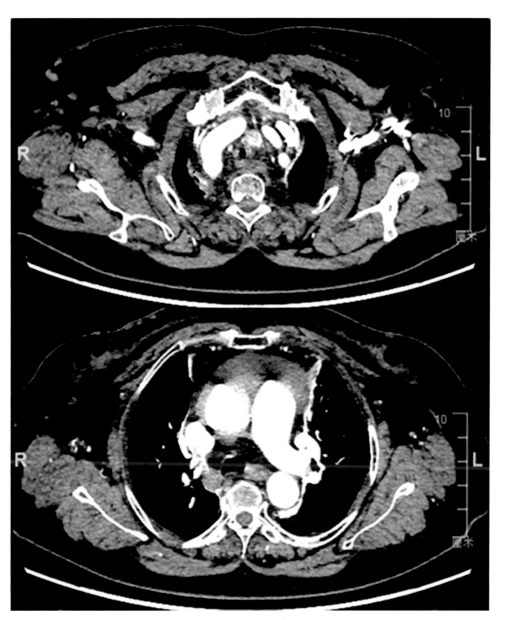

病例18图11　胸部CT影像检查（纵隔窗）

七、随访与转归

患者定期复查。目前食管造影及胃镜检查，均无复发及转移征象，病情稳定。

八、治疗体会与知识要点

颈段食管癌指发生于环咽肌至胸廓入口水平的食管恶性肿瘤，主要是以食管鳞癌为主的病理类型。颈段食管癌的发病率约占全部食管癌的5%[1]。尽管发病率低，由于解剖部位特殊，颈段食管肿瘤易侵犯气管、颈部血管、喉、下咽、颈部血管等重要结构，因此治疗手段和预后与胸段食管癌有所不同。同时颈部淋巴网络丰富，容易早期发生远处淋巴结转移，预后不良。

由于颈段食管解剖位置较高，手术难以在保证足够阴性切缘的前提下保留下咽、喉等解剖结构，往往需要进行创伤较大的全喉全下咽食管切除术（pharyngo laryngo esophagectomy，PLE），术后需要永久性气管造瘘，丧失吞咽、发声等功能，影响患者生活质量，且术后并发症及死亡率较高。既往几项小样本回顾性研究对比了PLE手术和根治性同步放化疗的疗效，总结来看，两者远期疗效相当。Tong等[2]入组107例颈段食管癌，结果表明根治性同步放化疗后有效或达到降期者可达到与PLE手术R0切除者类似甚至更好的长期生存：28.6个月 vs 22.4个月。Takebayashi[3]等纳入49例初诊可手术切除的颈段食管癌病例，结果显示行根治性同步放化疗和诱导化疗＋手术的5年总生存无统计学差异：51.4% vs 60.6%，$P=0.89$，值得注意的是同步放化疗组30.5%的患者接受了挽救性手术，术后5年总生存64.8%，提示对于可手术的颈段食管癌，行根治性同步放化疗可达到与手术类似的长期生存，即便残存病灶可行挽救性手术，预后仍较好。Valmasoni[4]等的研究对比了148例颈段食管癌行单纯手术vs同步放化疗vs同步放化疗＋手术三组的疗效，5年总生存：12.6% vs 26.7% vs 30.7%，$P=0.008$，同步放化疗后疗效达到完全缓解的患者再行手术治疗并未提高总生存，但是对于残存的患者，挽救手术治疗得到生存获益（$P=0.023$）。

因此，根治性同步放化疗（definitive chemradiation，dCRT）是指南推荐的CEC标准的治疗方式，且基于美国肿瘤放疗协作组（radiation therapy oncology group，RTOG）9405研究结果，各指南推荐的食管癌根治性同步放疗剂量均为50.4Gy[5]。在RTOG9405研究中，一共236例食管癌患者，随机分为两组，放疗剂量分别是64.8Gy和50.4Gy，两组均给予顺铂和氟尿嘧啶方案化疗，2年生存率分别是31%和40%，中位生存期及局部复发率比较，差异均无统计学意义。基于这项研究，目前根治性放疗剂量指南推荐50.4Gy。Welsh等[6]对239例接受根治性放化疗的食管癌患者的治疗失败模式的研究表明，给予50.4Gy标准剂量同步放化疗后，半数患者发生局部区域进展，且这些患者中90%的进展发生在GTV内；因此对于食管鳞癌的根治性放疗剂量，多数回顾性研究均表明较高放疗剂量（>50.4Gy）可带来生存获益以及提高局部控制率。任雪姣等[7]将行dCRT的373例食管鳞癌患者根据放疗剂量分成3组（<60Gy、60Gy、>60Gy）并观察组间的远期疗效，其3、5年OS率分别为35.4%、26.1%、49.0%、41.3%、31.1%、25.2%，3、5年局部控制率分别为55.3%、51.4%、65.1%、60.1%、49.4%、45.1%；结果显示60Gy组局部控制率及生存率最优。Luo等[8]荟萃分析结果表明（共纳入8篇文章，患者总数3736例）：基于现代放疗技术，在同步放化疗中，高剂量放疗（≥60Gy）患者明显优于标准剂量放疗（<60Gy）患者的OS、PFS和LRFFS。Kim等[9]对79例接受dCRT的CEC患者进行回顾性分析，该研究结果亦表明，在3年局部区域控制率上，高剂量组（>59.64Gy）比标准组（<50.4Gy）占有优势（70.4% vs 45.3%），但两者的PFS及OS无差异，且不良反应也无差异。Cao等[10]回顾性分析115例接受根治性放化疗的CEC患者，将放疗剂量<66Gy组与≥66Gy组对比，该研究结果显示在患者的2年OS率上，高剂量组明显优于低剂量组（55.6% vs 37.5%，$P=0.018$），且其不良反应主要为1~2级，也可少见>3级及其他严重不良反应的发生。来自北京协和医院放疗科的回顾性研究显示，EQD（2）>66Gy是OS的唯一独立预后指标（$P=0.040$）。接受EQD（2）>66Gy的患者的中位生存时间和5年OS率显著高于≤66Gy的患者（31.2个月 vs 19.2个月，40.1% vs 19.1%，$P=0.027$）[11]。

随访原则：放（化）疗结束后1~2年每3个月复查一次，2~5年每6个月复查一次，5年后每年复查一次。复查的内容包括问诊、体格检查及相关辅助检查，但目前尚无最佳随访策略的高级别循证医学证据。

本例患者为颈段及胸上段段多灶食管鳞癌（$cT_3N_1M_0$ Ⅲ期），采用同步增量根治性同步放化疗，取得了良好的治疗效果，之后随访复查均无复发及转移征象，病情稳定。同步化疗3周期出现Ⅲ度骨髓抑制后暂停同步化疗，支持治疗后缓解。治疗期间及治疗后因放射性食管炎及放射性肺炎反复住院，在同步放化疗期间我们应密切关注患者是否出现不良反应，权衡疗效及毒副反应，一旦发生及时对症处理，严重时需暂停治疗计划。

（病例提供者：刘安文　蔡　婧　程镜阳　南昌大学第二附属医院）

参考文献

[1]Chen W，Zheng R，Baade PD，et al.Cancer statistics in China，2015[J].CA Cancer J Clin，2016，66（2）：115-132.

[2]Tong DK，Law S，Kwong DL，et al.Current management of cervical esophageal cancer[J]. World J Surg，2011，35（3）：600-607.

[3]McDowell LJ，Huang SH，Xu W，et al.Effect of Intensity Modulated Radiation Therapy With Concurrent Chemotherapy on Survival for Patients With Cervical Esophageal Carcinoma[J].Int J Radiat Oncol Biol Phys，2017，98（1）：186-195.

[4]Valmasoni M，Pierobon ES，Zanchettin G，et al.Cervical Esophageal Cancer Treatment Strategies：A Cohort Study Appraising the Debated Role of Surgery[J].Ann Surg Oncol，2018，25（9）：2747-2755.

[5]Minsky BD，Pajak TF，Ginsberg RJ，et al.INT0123（Radiation Therapy Oncology Group 94-05）phase Ⅲ trial of combined-modality therapy for esophageal cancer：high-dose versus standard-dose radiation therapy[J].J Clin Oncol，2002，20（5）：1167-1174.

[6]Welsh J，Settle SH，Amini A，et al.Failure patterns in patients with esophageal cancer treated with definitive chemoradiation[J].Cancer，2012，118（10）：2632-2640.

[7]任雪姣，王澜，韩春，等.食管癌同期放化疗不同放疗剂量远期疗效分析[J].中华放射肿瘤学杂志，2017，26（9）：1006-1011.

[8]Luo HS，Huang HC，Lin LX.Effect of modern high-dose versus standard-dose radiation in definitive concurrent chemo-radiotherapy on outcome of esophageal squamous cell cancer：a meta-analysis[J].Radiat Oncol，2019，14（1）：178.

[9]Kim TH，Lee IJ，Kim JH，et al.High-dose versus standard-dose radiation therapy for cervical esophageal cancer：retrospective single-institution study[J].Head Neck，2019，41（1）：146-153.

[10]Cao C，Luo J，Gao L，et al.Definitive radiotherapy for cervical esophageal cancer[J]. Head Neck，2015，37（2）：151-155.

[11]刘璇，罗京伟，周宗玫，等.颈段食管癌根治性放疗的长期疗效及失败模式分析[J]. 中华肿瘤杂志，2022，44（10）：1125-1131.

病例19　老年食管癌

一、病史摘要

患者男性，83岁，主诉：确诊食管鳞状细胞癌4个月，免疫联合化疗3周期。

现病史： 患者诉4个月余前因"进食梗阻3个月余"就诊于当地医院，行胸腹部CT及电子胃镜等相关检查诊断食管鳞状细胞癌，临床分期$cT_3N_0M_0$，ⅡB期。2021-12-09开始行替雷利珠单抗联合白蛋白紫杉醇联合奈达铂治疗3周期。治疗过程中出现Ⅲ度骨髓抑制，进食梗阻未见明显缓解。今患者为求进一步诊治于2022-04-12而入我院。

既往史： 否认高血压、糖尿病、冠心病病史，否认药物、食物过敏史。

二、体格检查

T：36.3℃，P：68次/分，R：21次/分，BP：128/80mmHg，H：165cm，W：50kg，KPS：90分，NRS：0分。营养中等，神志清醒。双侧颈部、锁骨上区等全身浅表淋巴结未触及肿大。胸廓无畸形，胸骨无压痛，双肺呼吸音清，未闻及啰音。腹部未触及肿块，肝、脾肋下未触及。

三、辅助检查

1. 血常规、肝肾功能、心电图大致正常。肿瘤标志物：铁蛋白324ng/ml，余正常。

2. 肺功能　轻度阻塞性通气功能障碍。

3. 彩超　肝、胆、胰、脾、双肾彩超：双肾囊肿，肝、胆、胰、脾未见明显异常。心脏彩超：二尖瓣轻度反流。三尖瓣、主动脉瓣微量反流。左室舒张功能减退。

4. 颈胸上腹部CT（2022-04-13）　食管中下段管壁增厚并强化，考虑食管癌，请结合内镜检查。双肺散在纤维灶及增殖结节；左肺尖纤维、实变，考虑陈旧性病变。双肾多发囊肿（病例19图1）。

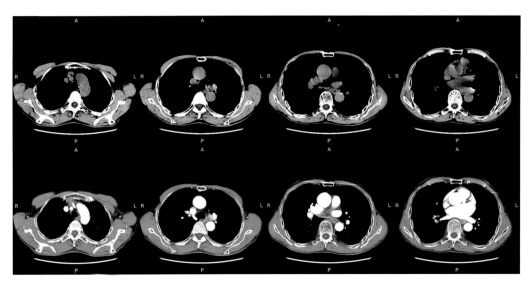

病例19图1　放疗前胸部CT（纵隔窗）

5．电子胃镜（2022-04-18）　食管：距门齿约30cm处可见一巨大不规则肿物，占据小半个管腔，直径3～4cm，肿物表面粗糙、溃烂，覆盖少许白苔；门齿35cm处上下可见散在糜烂、浅溃疡，直径约0.5cm，表面覆少许白苔。余大致正常。诊断：食管肿物；食管溃疡（病例19图2）。

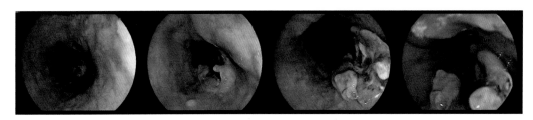

病例19图2　电子胃镜

6．病理　（食管）鳞状细胞癌。

四、诊断及治疗原则

诊断：食管鳞状细胞癌（cT$_3$N$_0$M$_0$，ⅡB期）。根据《2021 CSCO食管癌诊疗指南》应行术前新辅助同步放化疗，也可优先推荐参加新辅助免疫联合化疗临床研究。患者住入我科前已行3周期免疫联合化疗。患者高龄拒绝手术治疗，按照指南应行根治性同步放化疗。

五、放射治疗

1. 放疗固定模制作　考虑患者CT影像中食管管壁增厚不明显，CT显示不清，遂在CT模拟定位前，在电子胃镜下行"经胃镜食管病变钛夹定位"。术中见：距门齿约28cm起可见一占位性病变，延续至距门齿32cm，占据1/3管腔，表面溃烂、覆污秽苔，分别于肿瘤上界及下界夹闭钛夹一枚以定位（病例19图3）。

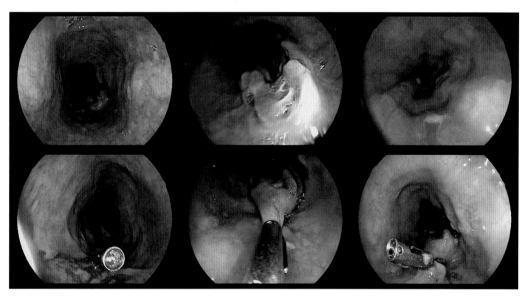

病例19图3　钛夹位置

体位固定方法：采用仰卧位，双手上举。采用胸腹一体架固定。

2. CT模拟定位　CT定位标记点放置：头脚方向一般靠近肿瘤区几何中心处，尽量靠近肿瘤靶区；体中线与矢状位激光线重合，水平方向一般以腋中线为准，并利用横断面激光线使3个标记点位于同一层面（即"0"层面）。CT扫描范围及参数：扫描层厚2.5mm，层距2.5mm；扫描范围：C1-肋膈角下缘，通常包含食管全段和颈胸淋巴结转移区域。在CT定位时为了减少食物潴留的影响，建议CT模拟定位前禁食2小时。

3. 放疗靶区　GTV：为钛夹标记食管病灶。CTV：GTV上下扩3cm，GTV周围扩0.6cm，同时包全邻近淋巴引流区域，且不超过血管等解剖屏障。PGTV：在GTV三维方向外放0.8cm。PCTV：在CTV三维方向外放0.8cm。

4. 放疗剂量　放疗处方剂量：95% PGTV 60Gy/2.0Gy，95% PCTV 50Gy/2.0Gy，每日1次，每周5次，总计30次。

正常组织限量：①双肺：平均剂量≤14～16Gy，V5≤63%，V20≤28%，

V30≤20%；②心脏：V30≤40%，V40≤30%；③脊髓：Dmax≤45Gy；④胃：V40≤40%，Dmax≤55~60Gy；⑤小肠：V40≤40%，Dmax≤55Gy；⑥双肾：V20≤30%；⑦肝：V30≤30%。

5. 放疗技术　采用IGRT（病例19图4）。

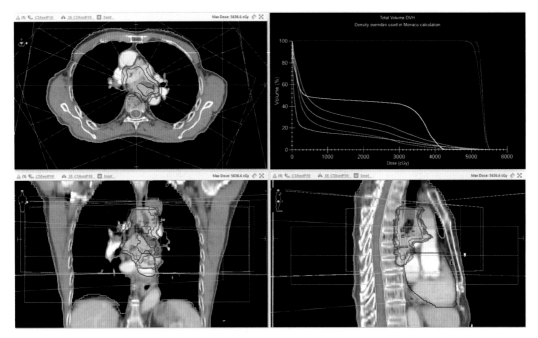

病例19图4　放疗计划和靶区

六、治疗经过

1. 放射治疗　患者于2022-04-21开始在医科达Versa-HD直线加速器实施精确放疗，每日1次。

2. 化疗和免疫治疗情况　2022-05-05同步予紫杉醇（白蛋白结合型）100mg D1、D8＋替雷利珠单抗200mg D1化疗联合免疫治疗。治疗中患者出现骨髓抑制，2022-05-10血常规：WBC 2.24×10⁹/L。予重组人粒细胞刺激因子治疗后2022-05-13复查血常规：白细胞计数5.01×10⁹/L。后患者再次出现骨髓抑制，2022-05-17血常规：白细胞计数1.97×10⁹/L。予特尔津治疗后2022-05-19复查血常规：白细胞计数8.49×10⁹/L。

3. 治疗评价　2022-07-01患者放化疗结束4周后返院随访，主诉仍有吞咽不适，复查肿瘤标志物：AFP、CEA、CA199、PSA均正常，血常规：白细胞计数2.40×10⁹/L。复查CT示：与2022-02-11 CT片相比，食管胸段管壁增厚较前明显，建议密切随诊。

4．治疗后观察　2022-06-30患者因带状疱疹及骨髓抑制暂停抗肿瘤治疗。

2022-08-20复查CT示：食管胸段中段管壁节段性增厚，强化明显，管腔狭窄，周围脂肪间隙模糊，见数个小淋巴结，短径约6mm。两肺纹理增粗，两肺尖见条索、条片状高密度影，其内可见钙化；两肺散在斑片、条索及结节状密度增高影，部分结节见钙化；气管、支气管腔通畅，肺门及纵隔未见异常肿大淋巴结。影像诊断：与2022-07-04 CT片相比：食管胸段中段管壁增厚较前相仿；心包腔少量积液较前略减少；两肺上叶陈旧性病变，两肺散在慢性增殖、纤维灶、小结节均较前无明显变化；余胸部情况较前相仿（病例19图5，病例19图6）。

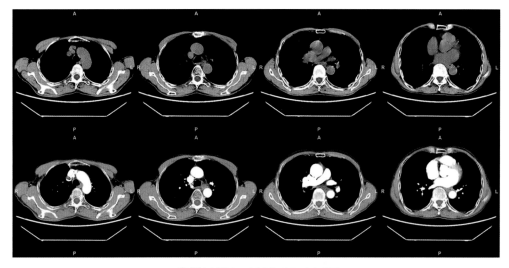

病例19图5　2022-07-04 CT

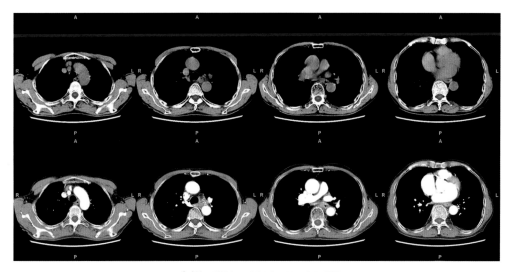

病例19图6　2022-08-20 CT

2022-08-22、2022-09-19、2022-10-20、2022-11-21替雷利珠单抗200mg D1免疫治疗。后2023-01-08因感染新型冠状病毒暂停免疫治疗。

2023-02-11复查CT示：食管胸段中段管壁节段性增厚、水肿，强化明显，管腔变窄，周围脂肪间隙模糊，见数个小淋巴结。两肺纹理增粗，两肺尖见条索、条片状高密度影，其内可见钙化；两肺散在斑片、条索及结节状密度增高影，部分边界欠清，部分结节见钙化。气管、支气管腔通畅，肺门及纵隔未见异常肿大淋巴结；胸膜无增厚，胸腔内无积液。主动脉弓及冠脉走行区可见钙化。影像诊断："食管癌"复查，对比2022-11-15 CT片：食管胸段中段管壁增厚气管隆突水平较前不均匀偏心性增厚更明显；新增两侧胸腔微量积液并胸膜下实变、条索；两肺散在慢性炎症（病例19图7）。

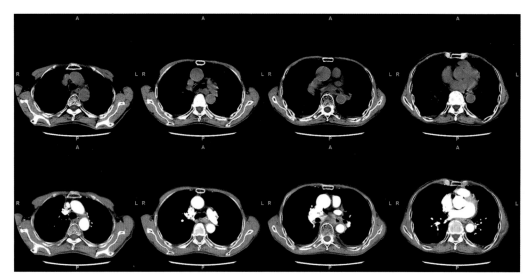

病例19图7　2023-02-11 CT

2023-02-16患者行替雷利珠单抗200mg D1免疫治疗。

七、随访与转归

患者定期复查。均无复发及转移征象，病情稳定。

八、治疗体会与知识要点

癌症是和衰老相关联的病症，随着人口老龄化的发展，近年来食管癌的发病率持续提升。相关研究表明，食管癌的发生人群已经由65～70岁，集中到70～79岁，食管癌患者大概有30%以上年龄都大于75岁。老年食管癌患者常合并其他病症，且老年人体质下降、生理功能较差，心脏功能、肝肾功能出现障碍或恶性变异，一般有营养不良、电解质紊乱等情况。同时由于多种因素，多数临床研究中并未包括高龄食管癌这部分患者。因此，高龄食管癌的治疗选择缺少循证医学的证据，如何正确地选择适合于高龄患者的个体化治疗方案，既能保证治疗有效、又可以减少毒副反应，使老年患者受益最大化则显得尤为重要。

不同于中青年患者的是，老年患者的身体素质相对较差，由于高龄食管癌患者往往合并高血压、脑血管病、冠心病、糖尿病及肺气肿等基础疾病，一系列并发症加之年龄所致的功能减退都制约着这类患者接受外科手术治疗的可能，从而，放射治疗则成了较佳的治疗手段[1]。文献有报道[2]根治性放射治疗可使得老年食管癌患者生存获益，不但延长了生存期，还可以提高生活质量。接受放疗的老年患者的前瞻性数据有限，因为80岁及以上的患者在临床试验中没有充分的代表性，高龄食管癌目前尚未出现统一的治疗规范，临床实践中的靶区勾画均参考中国医科院肿瘤医院的治疗标准。

对于放疗剂量的选择是放疗中的关键问题，那么老年食管癌患者放疗剂量应如何选择，何种剂量才是适宜于这一群体的最佳剂量。RTOG 9405研究推荐50～50.4Gy为食管癌根治性放疗的标准剂量。JOCG0303研究[3]则提示60Gy组与50Gy组相比，60Gy组未提高患者生存率，其研究结果还存在着争议。Suh等[4]研究比较<60Gy（低剂量组）与>60Gy（高剂量组）行同步放化疗食管癌患者的预后，结果显示>60Gy组在总生存期和无进展生存期要优于<60Gy组。李雪等[5]研究显示，行根治性3DRT化疗的≥70岁食管癌患者，接受60Gy以上剂量较<60Gy的患者获得了更好的生存获益。RTOG85-01[6]试验奠定了不能手术的局部晚期食管癌，同步放化疗成为标准治疗的基础。大多数老年食管癌患者无法完成标准的同步放化疗（concurrent chemoradiotherapy，CCRT）。老年患者需要一种有效且耐受的放化疗方案。多项研究[7, 8]已经证明，相比于单药同步放化疗，双药疗法在老年食管鳞癌患者中获得了更高的存活率。目前，联合氟尿嘧啶和顺铂的CCRT是无法手术的、局部晚期食管癌患者的标准治疗方法[9, 10]。Zhao等人报道，对于75岁以上的局部晚期食管鳞癌老年患者，显示联合铂和氟尿嘧啶的CRT比单纯RT更有效，且耐受性良好[11]。Song等[12]的Meta分析显示，在未出现远处转移的老年食管癌患者中，相比于单纯放疗，放疗联合替吉奥同步化疗可以延长患者生存期，同时并未明显增加严重的并发症。Chen等人[13]进行的亚组分析发现，与单纯放疗相比，同步放化疗显著改善了糖尿病患者的存

活率，但对非糖尿病患者的存活率并未改善。尽管同步放化疗在一定程度上可提高存活率，但在临床实践中，仍需考虑对患有慢性合并症的老年患者进行积极的治疗所带来的治疗风险。Vöncken等人的研究[14]显示，老年患者接受根治性放化疗的比率明显高于年轻患者（46% vs 28%，$P=0.01$）。周彬等研究[15]显示，122例食管癌患者同步放化疗的中位PFS和OS为18.3个月和24.4个月，与以往非老年食管癌根治性放疗结果相似。可见一般状况良好的高龄食管癌患者，行积极支持治疗的情况下，以及在现代放疗技术的应用下，可耐受根治性放化疗，年龄这一因素并不绝对影响放化疗安全和疗效。Lu等[16]回顾性研究显示，70岁以上老年食管癌患者经化疗剂量优化实现了对CRT的更好依从性可能会提供更好的临床结果，3年OS率达53.8%。来自SEER数据库的2000—2018年诊断的3020名倾向性得分匹配分析显示：65岁以上癌症患者放化疗优于单纯放疗[17]，并且在5个亚组（年龄65～69岁、70～74岁、75～79岁、80～84岁、≥85岁），均显示CRT组的3年和5年OS和CSS比RT组显著的益处（均$P<0.05$）。对于放疗靶区，Wang等[18]研究结果显示70岁以上的老年食管癌患者累及野照射与选择性淋巴引流区预防照射相比，能够减轻患者毒副反应，并且对于预后不存在影响，因此建议高龄食管癌患者可不行淋巴结预防照射，勾画的靶区范围不宜过大。在高龄食管癌患者的治疗上，我们还面临着诸多疑问与挑战，因此需要更多的临床研究去进一步探讨对于放疗剂量的选择，如何减少放疗不良反应，改善症状以及提高生活质量等，最终选择适合老年患者个体化的最佳治疗方案。

本例患者为83岁老年男性，诊断食管鳞状细胞癌（$cT_3N_0M_0$，ⅡB期）。该患者因高龄拒绝手术治疗，按照指南应行根治性同步放化疗。患者住入我科前已行3周期免疫联合化疗，之后于我科拟行根治性同步放化疗，同步采用每周单药化疗，同步化疗1次后反复出现骨髓抑制后采用单纯放疗。放疗后借鉴checkmate 577研究对于根治性治疗后未获得完全缓解的患者予替雷利珠单抗免疫维持治疗。现患者无复发及转移征象，病情稳定。对于此类高龄食管癌患者，我们可以适当提高放化疗的优先度，但考虑到他们的身体素质相对较差，需严密观察治疗不良反应，进行个体化根治性综合治疗模式。

（病例提供者：刘安文　蔡　婧　邹　炳　罗晓东　南昌大学第二附属医院）

参考文献

[1]Tougeron D，Hamidou H，Scotté M，et al.Esophageal cancer in the elderly：an analysis of the factors associated with treatment decisions and outcomes[J].BMC Cancer，2010，10（1）：1–10.

[2]Wakui R，Yamashita H，Okuma K，et al.Esophageal cancer：definitive chemoradiotherapy for elderly patients[J].Dis Esophagus，2010，23（7）：572–579.

[3]Shinoda M，Anod N，Kato K，et al.Randomized study of low–ose versus standard–dose chemoradiotherapy for unresectable esophageal squamous cell carcinoma（JCOG0303）[J].Cancer Sci，2015，106（4）：407–412.

[4]Suh YG，Lee IJ，Koom WS，et al.High–dose versus standard–doseradiotherapy with concurrent chemotherapy in stages Ⅱ–Ⅲ esophageal cancer[J].Jpn J Clin Oncol，2014，44（6）：534–540.

[5]李雪，章文成，赵路军，等.≥70岁食管癌根治性3DRT±化疗预后分析[J].中华放射肿瘤学杂志，2015，24（2）：111–115.

[6]Cooper JS，Guo MD，Herskovic A，et al.Chemoradiotherapy of locally advanced esophageal cancer：long–term follow–up of a prospective randomized trial（RTOG 85–01）.Radiation Therapy Oncology Group[J].JAMA，1999，281（17）：1623–1627.

[7]Li X，Zhao LJ，Liu NB，et al.Feasibility and efficacy of concurrent Chemoradiotherapy in elderly patients with esophageal squamous cell carcinoma：a respective study of 116 cases from a single institution[J].Asian Pac J Cancer Prev，2015，16（4）：1463–1469.

[8]Li J，Gong Y，Diao P，et al.Comparison of the clinical efficacy between single–agent and dual–agent concurrent chemoradiotherapyin the treatment of unresectable esophageal squamous cell carcinoma：a multicenter retrospective analysis[J].Radiat Oncol，2018，13（1）：12.

[9]Herskovic A，Martz K，al–Sarraf M，et al.Combined chemotherapy and radiotherapy compared with radiotherapy alone in patients with cancer of the esophagus[J].N Engl J Med，1992，326（24）：1593–1598.

[10]Chen Y，Ye J，Zhu Z，et al.Comparing paclitaxel plus fluorouracil versus cisplatin plus fluorouracil in chemoradiotherapy for locally advanced esophageal squamous cell cancer：

a randomized，multicenter，phase Ⅲ clinical trial[J].J Clin Oncol，2019，37（20）：1695-1703.

[11]Zhao Q，Hu G，Xiao W，et al.Comparison of definitive chemoradiotherapy and radiotherapy alone in patients older than 75years with locally advanced esophageal carcinoma：a retrospective cohort study[J].Medicine，2017，96（35）：e7920.

[12]Song GM，Tian X，Liu XL，et al.Concurrent chemo-radiotherapy with S-1 as an alternative therapy for elderly Chinese patients with non-metastatic esophageal squamous cancer：evidence based on a systematic review and meta-analysis[J].Onco Targets Ther，2017，8（23）：37963-37973.

[13]Chen M，Liu XH，Han C，et al.Does chemoradiotherapy benefit elderly patients with esophageal squamous cell cancer？A propensity-score matched analysis on multicenter data（3JECROG R-03A）[J].BMC Cancer，2020，20（1）：36.

[14]Voncken FEM，Van RT，Sikorska K，et al.Advanced Age is Not a Contraindication for Treatment With Curative Intent in Esophageal Cancer[J].Am.J.Clin.Oncol，2018，41（9）：919-926.

[15]周彬，傅辰春，孙新臣，等.老年食管鳞癌患者单纯放疗和同步放化疗的有效性和安全性比较[J].临床肿瘤学杂志，2020，25（02）：161-166.

[16]Lu HW，Chen CC，Chen HH，et al.The clinical outcomes of elderly esophageal cancer patients who received definitive chemoradiotherapy[J].J Chin Med Assoc，2020，83（10）：906-910.

[17]Xia X，Gao Q，Ge X，et al.Chemoradiotherapy Is Superior to Radiotherapy Alone in Esophageal Cancer Patients Older Than 65 Years：A Propensity Score-Matched Analysis of the SEER Database[J].Front Oncol，2021，11：736448.

[18]Wang J，Zhu H，Guo HB，et al.Feasibility of elective nodal irradiation（ENI）and involved field irradiation（IFI）in radiotherapy for the elderly patients（aged 70 Years）with esophageal squamous cell cancer：a retrospective analysis from a single institute[J].PLoS One，2015，10（12）：e0143007.

病例20 食管癌合并喉癌放疗

一、病史摘要

患者男性，63岁，主诉："食管癌术后3个月余，化疗3个疗程后21天"于2020-10-10入院。

现病史：患者因"咽部异物感"半个月余，2020-06-01就诊于南昌大学第二附属医院胸外科，喉镜病理提示：喉：鳞状上皮显增生伴轻-中度异型。颈部CT平扫+增强扫描：胸段食管气管隆突水平节段性壁增厚，符合食管癌表现。电子胃镜：食管距门齿22～30cm处见一巨大深凹溃疡，食管病理：食管鳞状细胞癌。2020-06-10在全身麻醉下行食管癌根治术，术后病理：（食管）中分化鳞状细胞癌，侵及食管全层，脉管内见癌栓，神经未见侵犯，食管切缘、胃切缘及送检（食管残端）均未见癌组织累及。送检（左喉返淋巴结）1枚，见癌组织转移。（食管旁淋巴结）5枚、（右喉返淋巴结）1枚、（第7组淋巴结）4枚、胃旁找及淋巴结8枚，均未见癌组织转移。术后分期pT$_3$N$_1$M$_0$，ⅢB期。2020-07-31、2020-08-26、2020-09-17行术后辅助化疗，方案为白蛋白紫杉醇260mg/m^2 D1+卡铂（AUC 5）D1。患者为求进一步治疗，遂入我科就诊，门诊拟"食管癌术后"收入我科。患者自起病以来精神、食欲、睡眠尚佳，大小便正常，体重无明显变化。

既往史：有高血压病史30年，最高血压180/110mmHg，平素服用"拜新同（硝苯地平控释片）、安内喜（氯沙坦钾氢氯噻嗪片）"，自诉血压控制良好。有糖尿病史10年余。

二、体格检查

T：36.6℃，P：95次/分，R：20次/分，BP：117/74mmHg，H：165cm，W：56kg，PS：1分，NRS：1分。营养良好，神志清醒。双侧颈部、锁骨上区等全身浅表淋巴结未触及肿大。胸廓无畸形，胸骨无压痛，双肺呼吸音清，未闻及干湿性啰音。腹部未触及肿块，肝、脾肋下未触及。

三、辅助检查

1. 血生化、肿瘤标志物、肺功能、心电图均正常。

2. 电子喉镜 提示咽部新生物（2020-05-29）（病例20图1），病理活检示：（喉）鳞状上皮显增生伴轻-中度异型。

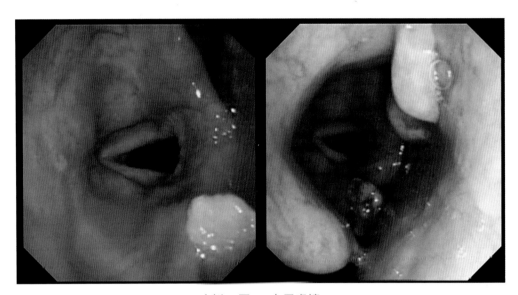

病例20图1 电子喉镜

3. 颈胸部CT平扫＋增强扫描（2020-06-03） 胸段食管气管隆突水平节段性壁增厚，符合食管癌表现（病例20图2）。

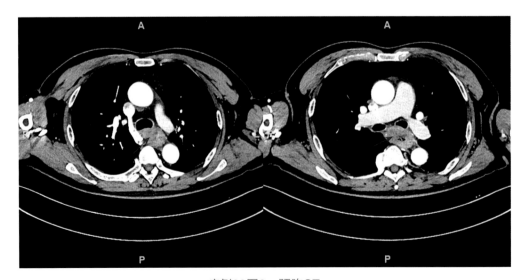

病例20图2 颈胸CT

4．电子胃镜（2020-06-04）　食管：食管距门齿22～30cm处见一巨大深凹溃疡，表面充血糜烂，取检质脆易出血。诊断：食管癌；活检病理：（距门齿22～30cm）中分化鳞状细胞癌（病例20图3）。

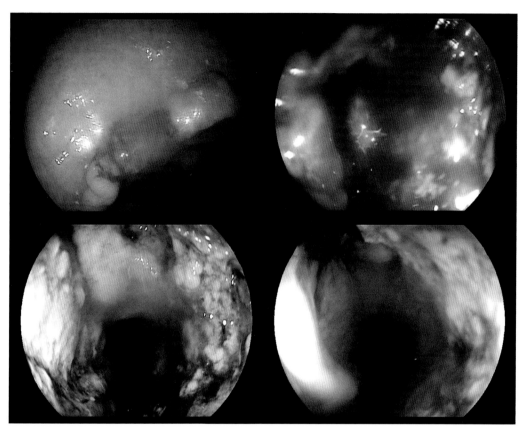

病例20图3　电子胃镜

5．术后胸部CT（2020-07-04）　"食管癌"根治术后改变，胸腔胃，随诊；两肺渗出、节段性实变明显吸收减少；左侧胸腔少量积液减少；右侧胸腔少量积液稍增多（病例20图4）。

6．术后病理　（食管）中分化鳞状细胞癌，侵及食管全层，脉管内见癌栓，神经未见侵犯，食管切缘、胃切缘及送检（食管残端）均未见癌组织累及。送检（左喉返淋巴结）1枚，见癌组织转移。（食管旁淋巴结）5枚、（右喉返淋巴结）1枚、（第7组淋巴结）4枚、胃旁找及淋巴结8枚，均未见癌组织转移。

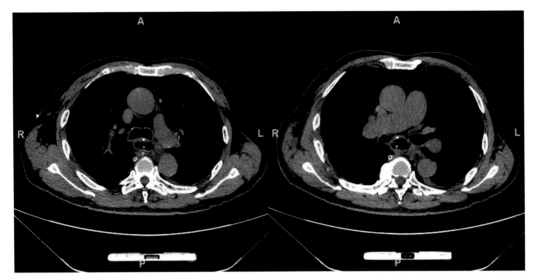

病例20图4　术后胸部CT

四、诊断及治疗原则

诊断：胸段食管鳞癌术后（$pT_3N_1M_0$，ⅢB期），术后有T_3或N+，建议术后放化疗。喉可疑肿瘤，密切观察。

五、放射治疗

1. 放疗固定模制作　采用仰卧位，双手上举。采用胸腹一体架固定。

2. CT模拟定位　CT定位标记点放置：头脚方向一般靠近术前肿瘤区几何中心处，尽量靠近肿瘤靶区；体中线与矢状位激光线重合，水平方向一般以腋中线为准，并利用横断面激光线使3个标记点位于同一层面（即"0"层面）。CT扫描范围及参数：扫描层厚：2.5mm，层距2.5mm；扫描范围：C1-肋膈角下缘，通常包含食管全段和颈胸淋巴结转移区域。在CT定位时为了减少食物潴留的影响，建议CT模拟定位前禁食2小时。

3. 放疗靶区　CTV：食管术后瘤床、食管术后瘤床上下各3cm正常食管，双侧锁骨上区及纵隔区，即1、2、4、7、8组淋巴结引流区。PTV：在CTV基础上外扩0.5cm（病例20图5）。

4. 放疗剂量　放疗处方剂量：95% PCTV 50.4Gy/1.8Gy，每日1次，每周5次，总计28次。

正常组织限量：①双肺：平均剂量≤14～16Gy，V5≤63%，V20≤25%，

194

V30≤20%；②心脏：V30≤40%，V40≤30%；③脊髓：Dmax≤45Gy。

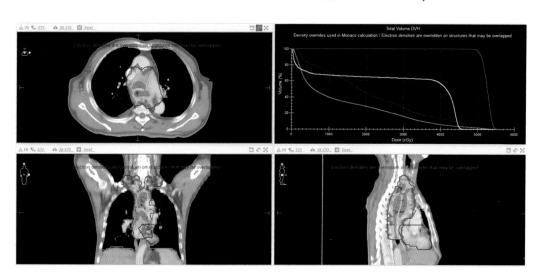

病例20图5　靶区勾画与治疗计划设计

5. 放疗技术　采用IGRT。

六、治疗经过

1. 放射治疗　患者于2020-10-12开始在医科达Versa-HD直线加速器实施精确放疗，每日1次。放疗6次时即出现咽喉干痒、吞咽疼痛，伴进食哽噎感，考虑放射性食管炎，予利多卡因联合地塞米松局部对症处理。放疗5次后出现骨髓抑制Ⅱ度，表现为白细胞下降（Ⅱ度，RTOG标准），予"特尔津400μg，皮下注射，1次/日×2天"对症处理后好转。后继续放疗。2020-11-09完成最后1次放射治疗。

2. 化疗情况　患者体表面积1.6m²，2021-01-13行化疗：白蛋白紫杉醇400mg D1+卡铂300mg D1，化疗后出现Ⅳ度骨髓抑制，白细胞下降Ⅳ度。后在门诊定期复诊，病情尚稳定。

3. 2020-12-23放疗后1个月复查颈胸腹部CT平扫+增强　"食管癌"术后改变，右侧胸腔胃。对比2020-07-04日胸部+上腹部CT片；双侧胸腔积液吸收减少，原两肺背侧少许渗出实变、右侧胸壁少许积气完全吸收，两肺新增散在炎症，建议治疗后复查（病例20图6）。血常规：Ⅱ度骨髓抑制，表现为白细胞下降Ⅱ度，血小板下降Ⅱ度（RTOG标准），给予升白细胞、升血小板后好转。

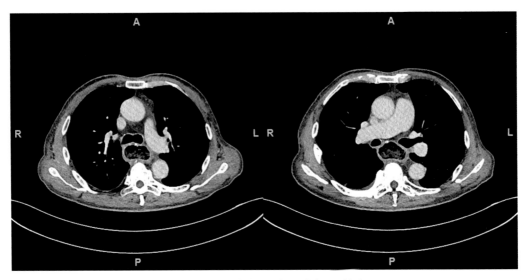

病例20图6　放疗后1个月胸部CT检查

4.2021-03-17颈胸腹CT平扫＋增强　"食管癌"术后改变，右侧胸腔胃，吻合口壁稍增厚，与前片CT 2020-12-23比较：左肺下叶炎症较前稍增多，余两肺炎症较前稍减少；两侧胸腔积液与心包积液较前增多；腹腔积液较前稍增多（病例20图7）。

5.2021-04-20颈胸腹增强CT　"食管癌"术后所见，右侧胸腔胃，吻合口稍增厚，与前2021-03-17 CT比较：两肺散在炎症部分有吸收，部分有增多；两侧背部胸腔少量积液有部分吸收，心包积液稍增多，右肺中叶局部包裹性积液有增多，余变化不明显（见病例20图8）。

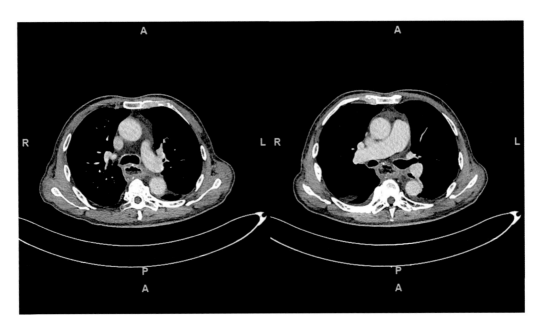

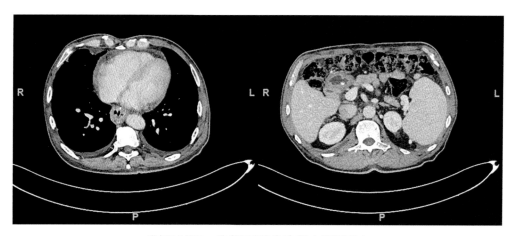

病例20图7　胸部CT影像检查（纵隔窗）

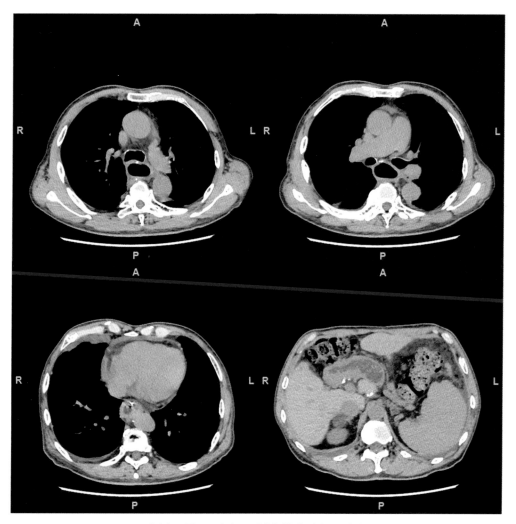

病例20图8　胸部CT影像检查（纵隔窗）

6．2021-07-07颈胸腹增强CT　　"食管癌"术后所见，右侧胸腔胃，吻合口壁稍增厚，与2021-04-20 CT对比：两肺散在炎症有所吸收；两侧胸腔积液，部分吸收；余变化不明显（病例20图9）。

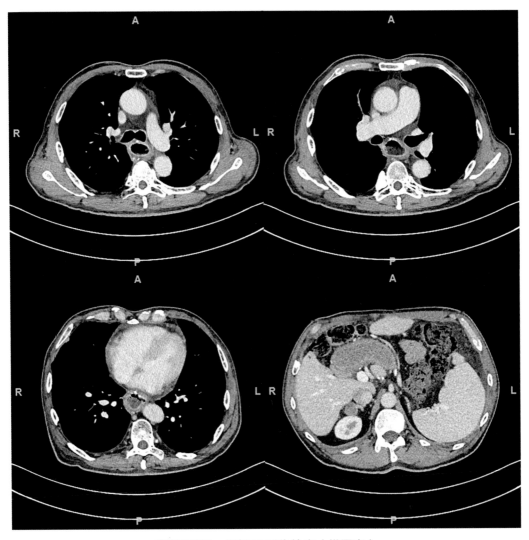

病例20图9　胸部CT影像检查（纵隔窗）

7．2021-10-25颈胸腹增强CT　　"食管癌"术后胸腔胃改变，未见明显肿瘤复发征象，较前2021-07-07 CT片：两肺炎症部分消散、部分新增；右肺上叶结节缩小，余变化不明显（病例20图10）。

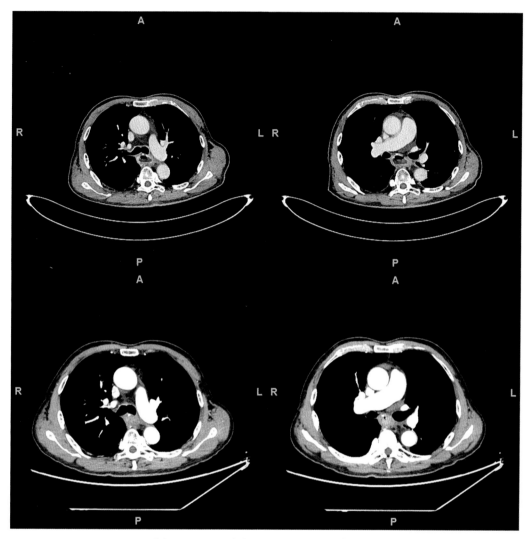

病例20图10　胸部CT影像检查（纵隔窗）

8．2022-03-18颈胸腹增强CT　"食管癌"术后胸腔胃改变，未见明显肿瘤复发征象。较前2021-10-25 CT片：两肺炎症部分消散；右肺上叶结节增大；心包积液略吸收，余变化不明显（病例20图11）。

9．喉癌治疗情况　2022-04-20患者因"咽喉疼痛"再次就诊我科，颈胸腹增强CT："食管癌"术后改变，对比2022-03-18 CT：右肺结节（转移瘤）稍增大，两肺慢性炎症较前相仿。左侧声门上区软组织占位，建议内镜组织学检查，肝脏少许低密度灶，转移可疑，较前相仿（病例20图12）。2022-04-27喉部MRI平扫＋增强：喉咽左侧壁不规则增厚并软组织肿块形成，伴邻近结构广泛受累，考虑恶性肿瘤性病变，喉癌（混合型）可能性大，建议结合喉镜组织学活检。双侧颈部、颌下多发稍

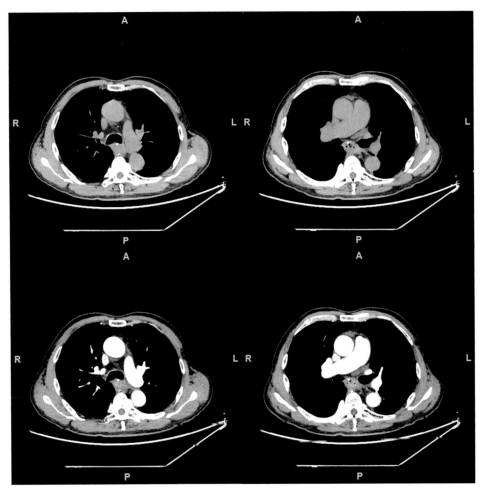

病例20图11　胸部CT影像检查（纵隔窗）

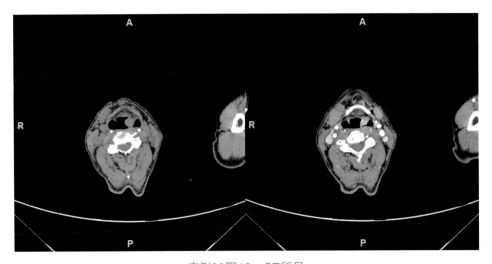

病例20图12　CT所见

大淋巴结，随诊（病例20图13）。2022-04-22喉镜：杓会厌襞左侧见淡红色不规则新生物，黏膜粗糙，累及左侧梨状窝，右侧黏膜光滑。喉镜诊断：喉部新生物，咽后壁新生物（病例20图14）。喉部病理：（左声门）鳞状细胞癌。免疫组化：PD-L1（Dako 22C3）CPS评分1，TPS（−）。CD4局灶T淋巴细胞（+）、CD8局灶T淋巴细胞（+）（CD4略大于CD8）。2022-04-29上腹部MRI平扫加增强：肝S5段、左侧囊肿；肝S3段弱强化结节，建议随诊，脾大。双侧肾上腺结节，考虑腺瘤可能。考虑病情进展，食管癌肺转移合并下咽癌。拟全身治疗免疫联合化疗2周期后，再行局部喉部肿瘤放疗。

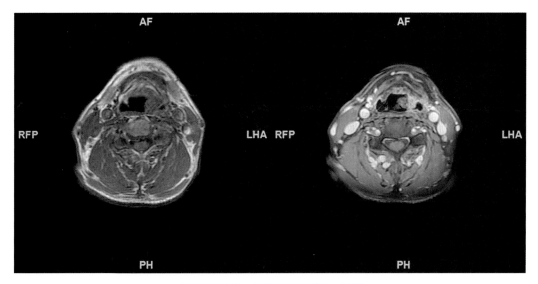

病例20图13　喉部MRI平扫＋增强

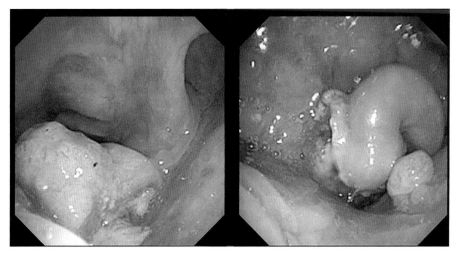

病例20图14　喉镜

201

科主任主持的科内治疗前讨论总结如下：

（1）患者目前主要诊断：食管癌肺转移（$rT_xN_0M_1$，Ⅳ期）合并下咽癌（$cT_3N_2M_1$，Ⅳ期）。

（2）治疗方案：患者系食管鳞状细胞癌肺转移（$rT_xN_0M_1$，Ⅳ期）合并下咽癌（$cT_3N_2M_1$，Ⅳ期），参照《中国食管癌放射治疗指南（2022年版）》《食管癌诊疗指南（2022年版）》，治疗方案为新辅助化疗联合免疫治疗和放疗。

（3）下咽癌治疗经过：新辅助化疗及免疫治疗：2022-04-29行卡瑞丽珠单抗200mg D1联合白蛋白紫杉醇120mg/m^2 D1、D8联合卡铂（AUC 4）化疗，患者拒绝行第8天化疗。于2022-05-23再次行卡瑞丽珠单抗200mg D1联合白蛋白紫杉醇120mg/m^2 D1、D8联合卡铂（AUC 4）化疗，患者化疗后出现骨髓抑制，2022-05-25血常规：白细胞计数2.60×10^9/L，予特尔津（重组人粒细胞集落刺激因子注射液）对症处理，未行第8天化疗。2022-06-20喉部MRI平扫＋增强诊断："喉癌"治疗后改变，喉咽左侧壁肿块较前缩小（病例20图15）。于2022-06-21起自行口服阿帕替尼靶向治疗。

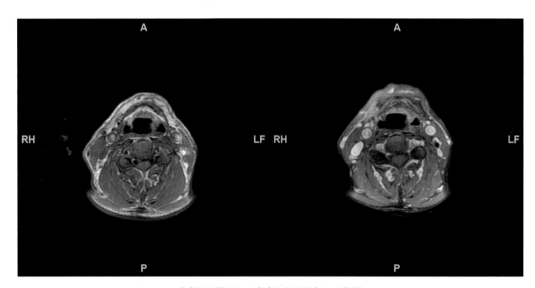

病例20图15　喉部MRI平扫＋增强

CT模拟定位：患者完善放疗前准备后，于2022-06-22行CT模拟定位。

CT模拟机扫描图像经三维重建后，将图像传输至医科达Monaco计划系统。由临床医师勾画靶区。靶区勾画要点：GTV包括CT及MRI瘤床范围，剂量拟68.8Gy/32F，CTV1包括瘤床外扩1~2cm，包全整个喉部结构及下咽＋双侧咽后＋Ⅱ＋Ⅲ＋Ⅳ＋Ⅴa淋巴引流区，剂量拟60Gy/32F，CTV2包括双侧Ⅴ颈部淋巴引流区，剂量拟52.8Gy/32F

（病例20图16）。

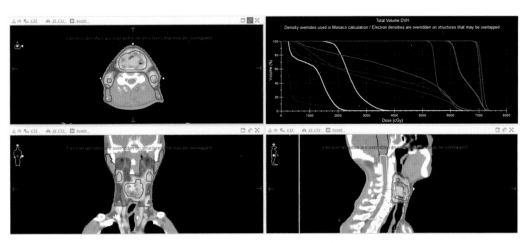

病例20图16　靶区勾画与治疗计划设计

　　化疗及免疫治疗情况：患者体表面积$1.6m^2$，2022-07-21予顺铂30mg D1同步化疗，化疗后患者出现骨髓抑制，予重组人血小板生成素对症处理。

　　治疗评价：2022-09-21放疗后1个月患者复查口咽部MRI平扫＋增强："喉癌"治疗后复查：与2022-06-20 MRI片比较，喉咽左侧壁病变较前缩小，请结合临床随访；双侧颈部淋巴结稍缩小；双侧喉旁及颈部软组织水肿（病例20图17）。2022-09-19电子喉镜：下咽癌术后改变；声带水肿（双）；声带麻痹（左）；鼻中隔偏曲（病例20图18）。2022-09-19血常规：白细胞计数3.15×10^9/L。

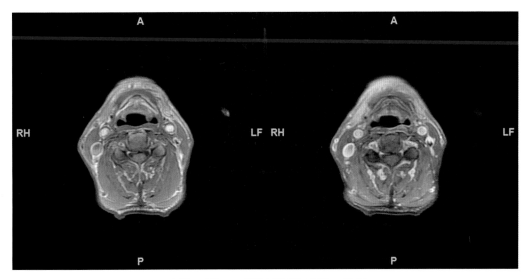

病例20图17　口咽部MRI平扫＋增强

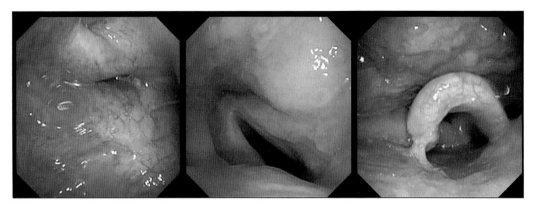

病例20图18　2022-09-19电子喉镜

10. 维持治疗与观察　患者于2022-10-13、2022-11-15、2022-12-06、2023-01-12、2023-02-06、2023-03-06、2023-03-28予替吉奥60mg 2次/日，D1~D14联合卡瑞利珠单抗200mg免疫治疗。后因难以耐受血管瘤的不良反应，2023-04-18更换为替雷利珠单抗200mg D1免疫治疗＋替吉奥40mg 2次/日D1~D14治疗，2023-05-12继续替雷利珠单抗200mg D1免疫治疗＋替吉奥40mg 2次/日D1~D4治疗。

2023-02-06电子喉镜：下咽癌放疗＋化疗后改变；声带水肿（双）；声带麻痹（左）；鼻中隔偏曲。（病例20图19）2023-02-07口咽部MRI平扫＋增强："喉癌"治疗后复查，较前2022-09-21 MRI片：喉咽左侧壁病变范围变化不明显，强化减弱，双侧颈部淋巴结体积略缩小，双侧喉旁及颈部软组织水肿变化不明显，请结合临床随诊复查（病例20图20）。

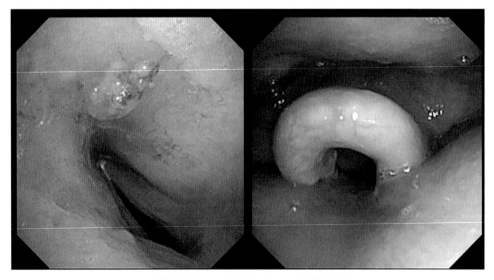

病例20图19　2023-02-06电子喉镜

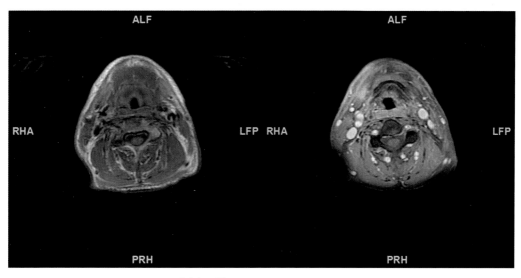

病例20图20　2022-09-21 MRI

七、随访与转归

2023-04-08口咽部MRI平扫＋增强："喉癌"治疗后复查，较前2023-02-07 MRI片：喉咽左侧壁病变范围变化不明显，强化减弱，双侧喉旁及颈部软组织水肿减轻，双侧颈部淋巴结体积较前相仿，请结合临床随诊复查（病例20图21）。食管复查无异常。

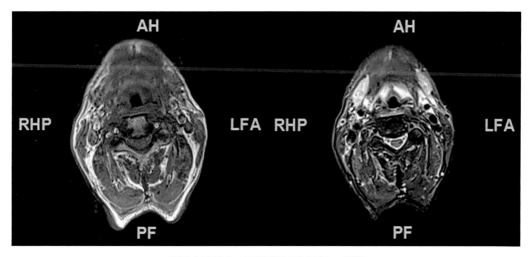

病例20图21　口咽部MRI平扫＋增强

八、治疗体会与知识要点

作为世界第七大常见癌症和第六大癌症相关死亡原因，食管癌（EC）在中国地区发病率很高，90%以上的病理类型是鳞癌，不能手术的食管癌患者的5年生存率不到5%。下咽癌（HPC）在头颈部肿瘤中的发病率不到3%，但大多数患者确诊时已是晚期，近50%的患者在确诊后一年内复发，5年生存率低，预后差[1]。头颈部和食管的恶性肿瘤可同时或异时发生，以下咽与食管多原发癌最常见。发生原因尚不明确，肿瘤多中心起源学说中的"区域癌变现象"是相对合理的机制。下咽与食管解剖关系相邻，黏膜上皮均为鳞状上皮，接受共同的致癌因素如长期吸烟、饮酒、咀嚼槟榔和慢性黏膜刺激等刺激，形成相互独立、位置分隔的癌前病变或恶性肿瘤[2]。在一项包括368例日本EC患者的研究中，41例患者同时或异时患有HPC[3]。Wang等人在对中国台湾139例HPC患者进行了食管镜筛查，确认有40例（28.8%）患者同时存在食管病变（高度不典型增生和浸润性肿瘤）[4]。这种双原发癌目前尚无有效的标准治疗方法，因此早期明确诊断和选择有效的治疗策略至关重要。

根据《下咽与食管多原发癌筛查诊治中国专家共识》（2020），下咽癌与食管癌患者常发生相互多原发癌，同时性和异时性发生的风险均较高，推荐作为高危人群进行相互筛查。下咽癌或食管癌患者，如筛查发现低级别上皮内瘤变（轻、中度异型增生），建议每6个月通过内镜随访是否发生多原发食管癌或下咽癌；如筛查发现高级别上皮内瘤变（高度异型增生）、早期癌和进展癌，应根据相应指南进行标准治疗。

同时性和异时性下咽与食管多原发癌的治疗原则不同。前者应尽量同时根治两个肿瘤，治疗方案需综合考虑兼顾两个肿瘤；后者相当于对单一肿瘤进行治疗。

Yang等人的一项回顾性研究发现，对于HPC和EC同步患者，积极治疗（包括手术和放疗/放化疗）的疗效优于保守治疗。在生存分析中，手术组的3年总生存率（55.6%）好于放化疗组（30.9%），但差异无统计学意义（$P=0.493$）。两组3年无进展生存率相似（30.6%和33.3%，$P=0.420$）[5]。对于同时性下咽与食管多原发癌，建议在综合考虑两种原发癌临床分期的基础上，采用分层治疗策略：即以分期更晚的肿瘤为主线开展治疗，较早期肿瘤倾向于采用保留功能的治疗。主要推荐治疗方法如下：①早期下咽癌合并早期食管癌：参照各自的指南进行根治性治疗；②早期下咽癌合并局部晚期食管癌：局部晚期食管癌需采取综合治疗（新辅助放化疗后手术切除），对于不可切除局部晚期食管癌（包括不可切除或有手术禁忌证或拒绝手术），推荐行根治性同步放化疗或支持治疗[6]。而早期下咽癌应采用手术或单纯放疗的单一治疗模式[7]。因此，优先考虑以食管癌为主的综合治疗，在局部晚期食管癌综合治疗的基础性上治疗早期下咽癌；③局部晚期下咽癌合并早期食管癌：局部晚期下咽癌需采取综合治疗[7]，早期食管癌可行内镜下切除或手术切除[6]。由于早期食管癌自然发展为进展期食管癌需2～4年，化疗可延长这一过程，因此应优先考虑以下咽癌为主的综合治疗；④局部晚期下咽癌合并局部晚期食管癌：通常需首先进行放化疗，再评估病情选择下一步治疗。如肿瘤可切除，化疗可以兼顾食管和下咽肿瘤，同期食管放疗可以增加肿瘤反应性。此后根据肿瘤反应进行下一步治疗。

鳞状细胞癌放疗敏感性好，放疗可作为下咽癌和食管癌的根治性、辅助性或姑息性手段单独或与手术、化疗联合使用。由于患者发病分散，两种肿瘤分期多有差异，下咽与食管多原发癌的放疗尚无明确的推荐方案，放疗时，可能出现以下情况：①食管癌发生于颈段和胸上段，放疗科评估认为连续设野放疗能同时包括下咽癌和食管癌时，可考虑将双原发癌视为单个病变进行治疗，同期完成放疗，但需考虑不同组织照射耐受量的差异。Wallach等的一项研究报告了一例完全用放化疗治疗的同步的食管和下咽鳞状细胞癌，这位患者的病变距离很近（最近的距离为6.3cm），然而，对于许多头颈部或食管同步肿瘤，这种选择可能并不可行[8]；②食管癌位于胸中段或胸下段，病变范围超出连续设野治疗的有效和安全范围，可对下咽和食管行分野同时放疗或分野分时放疗；③如已对其中一处肿瘤进行放疗，可在评估患者对放疗耐受情况后，对另一病灶行足量放疗，或者选择以手术治疗为主、放化疗为辅的综合治疗策略，尽量避免对第二处肿瘤行根治性放疗，以减少患者照射剂量。根据患者耐受情况，两处肿瘤放疗可连续进行，也可间隔完成。晚期同步头颈部癌和食管癌患者预后较差，有研究发现分割或延长疗程的放射治疗不会导致较差的治疗结果，当目的是避免不良事件时，可以考虑这样做[9]。

有研究发现食管癌分期是一个重要的预后因素，而头颈部癌分期不具有预后意义。由于食管癌的预后比头颈部癌差得多，同步头颈部和食管癌患者的预后通常由食管癌的分期决定。但这项研究是对极少数患者进行的回溯性研究。因此它的预后分析可能有混杂因素，因为没有进行多变量分析[10]。Watanabe等人的一项研究表明，即使食管癌被及早发现并得到适当的处理，有同步食管肿瘤的晚期下咽癌患者的预后可能比没有同步食管肿瘤的患者更差[11]。

本例患者为异时性下咽与食管多原发癌，故考虑对两种肿瘤分别实行治疗。该患者食管癌术后分期pT$_3$N$_1$M$_0$，ⅢB期，根据《中国临床肿瘤学会（CSCO）食管癌诊疗指南》，行术后放化疗，放疗后规律复查。后患者发现下咽癌（$cT_3N_2M_1$，Ⅳ期），根据《中国临床肿瘤学会（CSCO）头颈部肿瘤诊疗指南》，予免疫联合化疗2周期后，再行局部喉部肿瘤根治性放疗。患者目前规律行替雷利珠单抗免疫治疗，需注意免疫相关不良反应的发生。

（病例提供者：刘安文　蔡　婧　赵学会　南昌大学第二附属医院）

参考文献

[1]Yang Y，Liu X，Song W，et al.Case Report：First-Line Immunotherapy for Esophageal Squamous Carcinoma Combined With Hypopharyngeal Squamous Carcinoma Yields Sustained Survival Benefit[J].Front Immunol，2022，13：907705.Published 2022 Jul 11.

[2]Committee of Esophageal Cancer in China Anti-Cancer Association，Chinese Working Group on Cooperative Diagnosis and Treatment of Hypopharyngeal and Esophageal Cancer[J].Zhonghua Wai Ke Za Zhi，2020，58（8）：589-595.

[3]Kokawa A，Yamaguchi H，Tachimori Y，et al.Other primary cancers occurring after treatment of superficial oesophageal cancer[J].Br J Surg，2001，88（3）：439-443.

[4]Wang WL，Lee CT，Lee YC，et al.Risk factors for developing synchronous esophageal neoplasia in patients with head and neck cancer[J].Head Neck，2011，33：77-81.

[5]Yang S，Yang S，Liao W，et al.Clinical outcomes for 61 cases of hypopharyngeal cancer with synchronous esophageal cancer[J].J Radiat Res，2019，60（5）：658-665.

[6]中国临床肿瘤学会指南工作委员会.中国临床肿瘤学会（CSCO）食管癌诊疗指南2022[M].北京：人民卫生出版社，2022.

[7]中国临床肿瘤学会指南工作委员会.中国临床肿瘤学会（CSCO）头颈部肿瘤诊疗指南2022[M].北京：人民卫生出版社，2022.

[8]Wallach JB，Rosenstein MM，Kalnicki S.Localized synchronous squamous cell carcinomas of the esophagus and hypopharynx treated with definitive concurrent chemoradiotherapy with a unified radiotherapy plan[J].Curr Oncol，2014，21（2）：e354-357.

[9]Fan KH，Chao YK，Chang JT，et al.A retrospective analysis of the treatment results for advanced synchronous head and neck and esophageal cancer[J].BJR Open，2019，1（1）：20190015.Published 2019 Aug 2.

[10]Park JW，Lee SW.Clinical outcomes of synchronous head and neck and esophageal cancer[J].Radiat Oncol J，2015，33（3）：172-178.

[11]Watanabe S，Ogino I，Inayama Y，et al.Impact of the early detection of esophageal neoplasms in hypopharyngeal cancer patients treated with concurrent chemoradiotherapy[J].Asia Pac J Clin Oncol，2017，13（2）：e3-e10.